冠心病患者介入术后长期管理

主　编　吴永健　高晓津　高　展

中国协和医科大学出版社
北　京

图书在版编目（CIP）数据

冠心病患者介入术后长期管理 / 吴永健, 高晓津, 高展主编. -- 北京：中国协和医科大学出版社, 2025. 6. -- ISBN 978-7-5679-2657-8

Ⅰ. R473.5

中国国家版本馆CIP数据核字第2025BK3756号

主　　编　吴永健　高晓津　高　展
责任编辑　沈冰冰
封面设计　邱晓俐
责任校对　张　麓
责任印制　黄艳霞
出版发行　**中国协和医科大学出版社**
（北京市东城区东单三条9号　邮编100730　电话010-65260431）
网　　址　www.pumcp.com
印　　刷　北京中科印刷有限公司
开　　本　710mm×1000mm　1/16
印　　张　13.5
字　　数　220千字
版　　次　2025年6月第1版
印　　次　2025年6月第1次印刷
定　　价　128.00元

编者名单

主　　编　吴永健　高晓津　高　展

编　　者　（按姓氏笔画排序）

马文君　王　岚　王　曼　王　慧　王一波　付长庚
冯　雪　邢文龙　曲　鹏　刘　健　刘红旭　刘英华
刘哲夫　刘梅颜　刘遂心　许海燕　杜廷海　李　荣
李　悦　李丽雅　李秋忆　杨伟宪　杨跃进　肖　丹
吴永健　吴娜琼　张　剑　张新胜　陈燕燕　苑海涛
范滕滕　岳红文　赵　青　赵　晟　柳志红　弭守玲
袁祖贻　聂文畅　夏文豪　徐　浩　高　展　高传玉
高晓津　梁延春　蒋　萍　谢康玲　谢慕蓉　蔡　军
熊　英　熊娜娜　鞠建庆

学术秘书　赵　晟

序

冠心病是严重危害人类生命健康的慢性非传染性疾病，冠心病防治是摆在广大医务工作者、卫生行政管理部门及公众面前的重要课题。近40年来，冠心病介入治疗领域取得了巨大进展，以支架植入术为主的介入治疗已经成为冠心病最重要的治疗方法之一。据统计，我国每年接受冠心病介入治疗的患者超过100万例。然而，过去数十年间，该领域的研究主要集中在改进介入治疗方法及其相关技术，如支架的更新换代、药物球囊的应用、腔内影像学及冠状动脉生理学的应用推广等，对冠心病患者的整体治疗和管理重视不够。

随着我国整体医疗水平的不断提高，慢病管理备受关注。对于冠心病患者而言，介入治疗和药物治疗只是整体治疗的一部分。健康的生活方式、危险因素的控制、规范的药物治疗、合并症的管理及睡眠、情绪的改善对于患者的长期预后至关重要。我国现有冠心病患者约1100万例，遗憾的是，大部分患者的长期院后管理尚不十分规范。因此，《冠心病患者介入术后长期管理》的编写具有十分重要的意义。

本书编者均是来自中华医学会心血管病学分会、国家心血管病中心、中华中医药学会及中国营养学会等领域的专家。本书主编吴永健、高晓津、高展教授长期工作在临床一线，对冠心病介入治疗有很深的造诣和丰富的临床经验。本书内容贴近临床，注重实践，深入浅出，不仅有充分的循证医学证据，更提供了冠心病患者介入术后长期管理的专业化建议，对于心血管专科医生、基层医生和青年医生都是一本颇具参考价值的专业用书。

衷心祝愿本书为广大冠心病患者院后长期管理提供有益的指导，造福中国1100万冠心病患者。

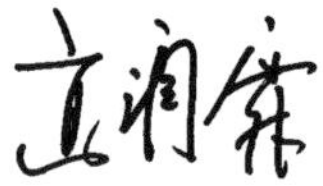

2025年2月

于中国医学科学院阜外医院

国家心血管病中心

前　言

近数十年来，冠心病介入治疗技术飞速发展，我国目前每年接受冠状动脉介入治疗的患者超过100万例。然而仅介入手术成功而不进行规范化的全程管理，患者仍然面临很高的心血管事件风险。因此，冠心病患者的长期管理至关重要。

冠心病患者的长期管理是一项系统工程，不仅包括心内科定期随访和常规药物治疗，还包括危险因素（吸烟、肥胖、高血压、糖尿病、高脂血症等）的控制、生活方式（饮食、睡眠、心理等）的改善及合并症（神经科、肾内科、呼吸科、消化科等疾病）管理的方方面面。尽管国内外多部指南和专家共识都强调了冠心病二级预防的重要性，然而在全球范围内，无论是药物治疗还是非药物治疗的二级预防策略的执行率仍然明显不足，发展中国家尤其如此。

从事冠心病介入治疗30年以来，笔者深感冠心病患者的长期管理任重而道远，一直期待能将相关经验进行总结并整理出版。近期有幸邀请到国家心血管病中心中国医学科学院阜外医院、中华医学会心血管病学分会介入心脏病学组、中华医学会心血管病学分会动脉粥样硬化与冠心病学组、中华中医药学会心血管病分会、中国营养学会，以及心血管、内分泌、戒烟、康复、生活方式等领域的多位资深专家共同编写本书，夙愿终于得以实现。

本书主要内容包括冠心病介入术后对自身疾病的认识、危险因素控制、生活方式改善、合并症的管理、二级预防药物的使用、运动康复及中医中药策略等方面。编写本书的目的是推动冠心病患者介入术后长期管理的规范化，考虑到基层医生、青年医生的需求，本书尽可能做到深入浅出，易于理解。

编写委员会的各位专家们对本书的编写投入了大量的时间和精力，高润霖院士、韩雅玲院士和葛均波院士等德高望重的专家也给予了悉心指导和大力支持，在此表示衷心感谢！

由于编写时间仓促，疏漏及不足之处在所难免，恳请广大读者给予批评、指正。

吴永健

2025年2月

目录

第一章

总　　论

冠心病目前依然是影响国人健康的最重要的疾病之一。根据中国第五次卫生服务调查显示冠心病患病人数为1139万，而且自2012年以来，冠心病死亡率一直呈上升趋势，目前我国每年的冠状动脉介入手术超过100万例。因此，防控冠心病一直是我国慢病管理的重要内容。冠心病的危险因素、治疗策略和长期管理均对患者的预后有重要影响。然而，过去该领域的研究主要集中在经皮冠状动脉介入治疗（PCI）和冠状动脉旁路移植术（CABG）的手术本身，却忽略了对冠心病患者的整体治疗和长期管理。

对于冠心病患者而言，不仅需要优质的手术，更需要优质、长期、全程的管理。有研究表明，急性冠脉综合征（ACS）患者PCI术后约一半的心血管事件与非罪犯病变相关。可以说，非罪犯冠状动脉斑块是未来发生心血管事件的主要原因之一。由此可见，仅手术成功而不进行规范化的全程管理，患者仍然面临很高的心血管事件风险。从本质上讲，冠心病是动脉粥样硬化性心血管疾病（ASCVD）在心脏的体现。因此，对冠心病患者的管理不仅需要着眼于心脏，更应该从控制危险因素、评估合并症、优化治疗策略、根据危险程度分层管理等方面对患者进行全方位的精准管理。更重要的是，对冠心病患者而言，不仅需要传统的医生管理患者的模式（被动健康），更需要患者提高认识、主动参与，进行终生的自我管理和维护（主动健康）。因此，全程、一体化、终生管理的创新性管理模式已经成为该领域的未来趋势。

然而，想要患者主动参与自身的健康管理，首要任务是使其正确认识自身疾病。这对于没有医学基本知识的患者并非易事。冠心病患者接受PCI术后，从医院到家的过渡尤其具有挑战性。2011年美国心脏协会（AHA）及2021年欧洲心脏病学会（ESC）关于心血管疾病的预防指南都强调了冠心病二级预防的重要性。然而，无论是药物治疗还是非药物治疗方面的二级预防策略的执行率仍然明显不足。42%患者认为院内治疗治愈了疾病，不需要再关注自己的健康行为。还有研究显示，多数患者出院后用药依从性很差，危险因素控制不理想。一项前瞻性城市和农村患者的流行病学研究表明，在全球17个国家（3个高收入、7个中上等收入、3个中下等收入和4个低收入国家）的5650例冠心病患者中，服用抗血小板药物、β受体阻滞剂、血管紧张素转换酶抑制剂/血管紧张素Ⅱ受体阻滞剂（ACEI/ARB）和他汀类药物的比例仅为25.3%、17.4%、19.5%和14.6%。可见用于二级预防治疗的药物在世界范围内的使用率很低，尤其是在中低收入国家。如果患者不了解自身所患疾病，又必须每天服用多种药物并调整生活方式，患者很难长期坚持。因此，冠心病患者长期管理的第一步，就是要让患者充分了解自身所患疾病。

冠心病患者对自身疾病的了解可分为以下四个方面。

第一，医生要对冠心病患者进行基本的医学知识普及，让患者清楚地认识到自己所患疾病的名称是冠心病，包括冠心病的基本发病机制、病变部位、所接受的主要治疗策略（如支架植入术、球囊成形术、冠状动脉旁路移植术等），从而让患者对自身所患疾病有一定的认识，并且更好地与医师进行交流和沟通，也有助于患者树立长期管理的理念。

第二，患者应该了解冠心病的危险因素，包括可改变的危险因素和不可改变的危险因素。患者自身合并的可改变的危险因素，如肥胖、吸烟、高血压、高脂血症、糖尿病等，正是需要进行长期管理的重要内容；而了解不可改变的危险因素，如年龄、性别、早发冠心病家族史等，则有助于正确、客观评估自身患ASCVD的风险，并且更加深刻地认识长期管理的重要性。

第三，患者应该了解自己需要长期服用哪些药物，包括抗血小板药物、他汀类药物、ACEI/ARB、β受体阻滞剂、硝酸酯类药物、钙通道阻滞剂（CCB）等，甚至需要了解每一种药物的主要作用是什么，需要关注哪些不良反应，应该服用多长时间等。

第四，患者需要了解自身合并症（共病）的情况。患者应该了解到，冠心病是ASCVD累及心脏的表现，因此冠心病患者往往合并全身多处动脉的粥样硬化。另外，卒中、慢性肾脏病、消化道疾病、甲状腺疾病、自身免疫病、肿瘤等也是伴发率较高的疾病类型。共病的存在，不仅增加了长期管理的负担，而且也带来了许多治疗策略上的矛盾，导致本就复杂的院后管理更加举步维艰。但面对社会老龄化程度的加剧，如何管理好共病已经成为一个不容回避的问题。

冠心病患者数量庞大，院后管理错综复杂，如果依靠传统的管理手段，对患者进行全程、一体化、终生管理，需要耗费大量的医疗资源，而我国现有的医疗资源远远不能覆盖全国上千万的冠心病患者。

移动互联技术和人工智能（AI）的飞速发展，在全球的各个行业和领域中产生了深远的影响，医疗领域也不例外。有研究表明，使用移动设备和软件（包括电话随访、短信提醒及移动医疗软件等）和面对面指导等院外干预方式会改善危险因素，提高心理健康水平，提高用药依从性、生活质量甚至提高康复治疗的接受度。但也有研究发现移动健康措施并不能起到积极作用。尽管目前的研究结果还不十分乐观，但建立基于AI的院后管理平台可能是未来最有希望解决冠心病患者长期管理的重要举措。

冠心病患者的长期管理任重而道远。我们期待数以千万计的冠心病患者能够充分认识自身所患疾病，主动参与自身的健康管理；期待数以万计的心血管医生能够重视冠心病患者的长期管理，在全程、一体化、终生管理的理念指引之下，构建智能化的院后管理平台，为冠心病患者乃至其他慢性心血管疾病患者保驾护航。

参考文献

[1] 中国心血管健康与疾病报告编写组. 中国心血管健康与疾病报告2021概要 [J]. 中国循环杂志，2022，37（6）：553-578.

[2] STONE G W，MAEHARA A，LANSKY A J，et al. A prospective natural-history study of coronary atherosclerosis [J]. N Engl J Med，2011，364（3）：226-235.

[3] VISSEREN F L J，MACH F，SMULDERS Y M，et al. 2021 ESC Guidelines on cardiovascular disease prevention in clinical practice [J]. Eur Heart J，2021，42（34）：3227-3337.

[4] TEO K，LEAR S，I S，et al. Prevalence of a healthy lifestyle among individuals with cardiovascular disease in high-，middle-and low-income countries：The Prospective Urban Rural Epidemiology（PURE）study [J]. JAMA，2013，309（15）：1613-1621.

[5] YUSUF S，ISLAM S，CHOW C K，et al. Use of secondary prevention drugs for cardiovascular disease in the community in high-income，middle-income，and low-income countries（the PURE Study）：a prospective epidemiological survey [J]. Lancet，2011，378（9798）：1231-1243.

[6] CAMPBELL M，TORRANCE C. Coronary angioplasty：impact on risk factors and patients' understanding of the severity of their condition [J]. Aust J Adv Nurs，2005，22（4）：26-31.

[7] EYUBOGLU M. Medication adherence and prognosis in elderly patients undergoing percutaneous coronary intervention [J]. Int J Cardiol，2016，222：881.

[8] CHOW C K，JOLLY S，RAO-MELACINI P，et al. Association of diet，exercise，

and smoking modification with risk of early cardiovascular events after acute coronary syndromes [J]. Circulation, 2010, 121 (6): 750-758.

[9] PIETTE J D, LIST J, RANA G K, et al. Mobile health devices as tools for worldwide cardiovascular risk reduction and disease management [J]. Circulation, 2015, 132 (21): 2012-2027.

[10] CALVO E, IZQUIERDO S, CASTILLO R, et al. Can an individualized adherence education program delivered by nurses improve therapeutic adherence in elderly people with acute myocardial infarction?: a randomized controlled study [J]. Int J Nurs Stud, 2021, 120: 103975.

[11] COURTNEY M, EDWARDS H, CHANG A, et al. Fewer emergency readmissions and better quality of life for older adults at risk of hospital readmission: a randomized controlled trial to determine the effectiveness of a 24-week exercise and telephone follow-up program [J]. J Am Geriatr Soc, 2009, 57 (3): 395-402.

[12] WIENBERGEN H, FACH A, MEYER S, et al. Effects of an intensive long-term prevention programme after myocardial infarction-a randomized trial [J]. Eur J Prev Cardiol, 2019, 26 (5): 522-530.

[13] VARNFIELD M, KARUNANITHI M, LEE C K, et al. Smartphone-based home care model improved use of cardiac rehabilitation in postmyocardial infarction patients: results from a randomised controlled trial [J]. Heart, 2014, 100 (22): 1770-1779.

[14] CHEN S, GONG E, KAZI D S, et al. Using mobile health intervention to improve secondary prevention of coronary heart diseases in China: mixed-methods feasibility study [J]. JMIR Mhealth Uhealth, 2018, 6 (1): e9.

[15] YU C, LIU C, DU J, et al. Smartphone-based application to improve medication adherence in patients after surgical coronary revascularization [J]. Am Heart J, 2020, 228: 17-26.

[16] SHI B, LIU X, DONG Q, et al. The effect of a WeChat-based tertiary A-level hospital intervention on medication adherence and risk factor control in patients with stable coronary artery disease: multicenter prospective study [J]. JMIR Mhealth Uhealth, 2021, 9 (10): e32548.

执笔：高晓津 赵 晟

审校：吴永健

第二章

抗栓治疗管理

冠心病经皮冠状动脉介入治疗（PCI）后需接受抗血小板治疗，用来防止冠状动脉支架内血栓形成及新发缺血事件，而部分接受PCI的患者会因同时合并房颤等原因需要接受抗凝治疗。抗血小板治疗及抗凝治疗，合称为抗栓治疗（具体药物名称见图2-1）。抗血小板治疗常用药物为阿司匹林、P2Y12受体拮抗剂（氯吡格雷、替格瑞洛）。抗凝药物主要指口服抗凝药（OAC），包括华法林及新型口服抗凝药（NOAC），其中NOAC包括达比加群、利伐沙班、阿哌沙班、艾多沙班。本书中提及的双联抗血小板治疗（DAPT，简称双抗）指阿司匹林＋一种P2Y12受体拮抗剂，三联抗栓指OAC＋DAPT。

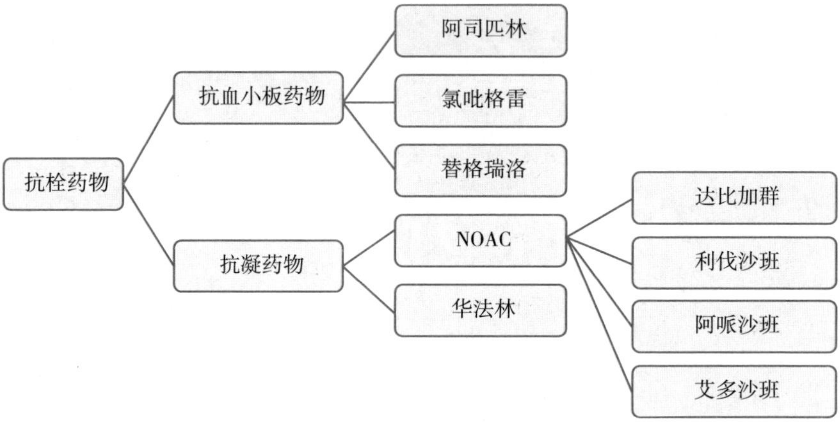

图2-1　抗栓治疗常用药物

抗栓治疗可以减少缺血及血栓栓塞事件，但增加出血风险。接受PCI的患者抗栓基本原则如下：①平衡获益和风险。②抗栓药物的选择和疗程要基于患者临床特征和PCI的情况而定。

一、目前该领域的循证证据

（一）接受PCI的稳定性冠心病患者

稳定性冠心病（SCAD）患者PCI术后常规应用阿司匹林＋氯吡格雷，对于高缺血风险的SCAD患者（左主干病变、慢性完全闭塞病变、分叉病变、支架内血栓病变），推荐应用阿司匹林＋替格瑞洛。

双抗时长方面，大量临床研究和荟萃分析表明，SCAD患者接受新一代药物洗脱支架（DES）治疗后，6个月与12个月DAPT比较，临床疗效相似，出血风险降低。不同患者的具体疗程应根据其缺血、出血风险评分（缺血评分可参考SYNTAX评分、SYNTAX Ⅱ评分，出血风险评分可参考ARC-HBR高出血风险指标、PRECISE-DAPT评分、DAPT评分等）进行个体化调整。荟萃分析表明，对于缺血风险高且出血风险低的SCAD患者可考虑延长DAPT疗程至不超过30个月；对于复杂冠状动脉病变（三支病变、治疗病变≥3处、支架≥3枚、支架长度≥60mm、分叉病变双支架治疗、左主干介入、CTO病变、冠状动脉旋切术、桥血管介入治疗）接受PCI的患者，TWILIGHT研究（$n=7119$，SCAD占比35.2%）发现，接受3个月阿司匹林＋替格瑞洛治疗后，序贯为替格瑞洛单药治疗，可减少出血风险，且不增加缺血风险。对于出血风险高的SCAD患者，MASTER-DAPT研究（$n=4579$，51.7%为SCAD患者）发现，短期（30～44天）阿司匹林＋氯吡格雷治疗后，改为氯吡格雷单药治疗，不增加净临床不良事件及主要不良心脑血管事件，同时可减少出血风险。对于常规PCI术后患者，STOPDAPT-2研究（$n=3009$，61.8%为SCAD患者）表明，与12个月阿司匹林＋氯吡格雷治疗相比，给予1个月DAPT后改为氯吡格雷单药治疗，可达到临床缺血和出血事件的净获益，且这种获益是由于出血事件的显著减少而未增加缺血事件。

停用DAPT后长期单抗药物的选择方面，HOST-EXAM研究（$n=5530$，27.4%为SCAD患者）发现，停用DAPT后长期使用氯吡格雷单药治疗的临床净获益优于阿司匹林。此外，在合并2型糖尿病、既往接受过PCI的SCAD患者长期抗栓方面，THEMIS-PCI研究（$n=1\,1154$）表明，平均40个月的随访后，与单用阿司匹林相比，阿司匹林联合小剂量替格瑞洛（60mg bid）治疗可带来临床净获益的增加（缺血减少，出血增加，致死性出血和脑出血无显著增加，因此建议用于出血风险较低的患者）。

（二）接受PCI的急性冠脉综合征患者

在急性冠脉综合征（ACS）患者PCI术后抗血小板药物选择方面，与氯吡格雷相比，替格瑞洛可减少患者的主要不良心血管事件（MACE）及支架内血栓发生率，且不增加出血风险；无论是否携带*CYP2C19*功能缺失等位基因，替格瑞洛在ACS患者中的疗效均优于氯吡格雷。

双抗时长方面，ACS患者PCI术后DAPT的标准疗程为12个月。不同患者的具体疗程应根据其缺血、出血风险评分（缺血评分可参考GRACE评分，出血风险评分可参考CRUSADE评分及ARC-HBC高出血风险指标、PRECISE-DAPT评分、DAPT评分）进行个体化调整。个体化治疗方面，对于复杂病变患者（定义见上文TWILIGHT研究），TWILIGHT-ACS研究（*n*＝4614）发现，接受3个月阿司匹林＋替格瑞洛治疗后，序贯为替格瑞洛单药治疗，可减少出血风险，不增加缺血风险，其中出血风险的获益在NSTE-ACS患者中更为显著。对于高出血风险ACS患者，MASTER-DAPT研究（*n*＝4579，48.3%为ACS患者）发现，短期（30～44天）阿司匹林＋氯吡格雷治疗后，改为氯吡格雷单药治疗，不增加净临床不良事件及主要不良心脑血管事件，同时可减少出血风险。若患者无高出血及高缺血风险，TALOS-AMI研究（*n*＝2697）也发现，接受1个月阿司匹林＋替格瑞洛治疗后无不良事件者，在接下来的11个月内降阶为阿司匹林＋氯吡格雷治疗，可增加临床净获益（降低出血风险，不增加缺血风险）。TICO研究（*n*＝3056）也表明，若患者无高出血及高缺血风险，接受3个月阿司匹林＋替格瑞洛治疗后，序贯为替格瑞洛单药治疗，与阿司匹林＋替格瑞洛双联抗血小板治疗12个月相比，净临床不良事件减少（出血事件减少、缺血事件无增加）。因此，ACS患者接受PCI术后早期降阶治疗（由替格瑞洛降阶为氯吡格雷）或早期序贯为替格瑞洛或氯吡格雷单药治疗，可能是一种新的合理选择。但对于高缺血风险的ACS患者，STOPDAPT-2 ACS研究（*n*＝3045）发现，过早（≤1个月）停用DAPT有增加缺血事件的风险。

（三）ACS和/或接受PCI合并房颤的患者

合并ACS和/或接受PCI的房颤患者，如卒中风险高（CHA2DS2-VASc评分，男性≥2分，女性≥3分），应采用抗血小板和抗凝的联合抗栓方案；在方案决策时应充分平衡血栓和出血风险（参照CHA2DS2-VASc评分和HAS-BLED评分）。

抗栓方案的选择方面，目前已有多项随机对照试验（RCT）研究评价了不同抗栓治疗方案的疗效和安全性。WOEST、PIONEER AF-PCI、RE-DUAL PCI及AUGUSTUS研究均证实，与传统三联抗栓治疗相比，双联抗栓治疗明显降低了出血事件风险，且不增加缺血事件风险。但ENTRUST-AF PCI研究结果显示，以艾多沙班为基础的双联抗栓治疗与三联抗栓治疗相比，患者发生出血和缺血事件的风险均相似。纳入WOEST、PIONEER AF-PCI、RE-DUAL PCI和AUGUSTUS 4项研究的荟萃分析表明，双联抗栓治疗较三联抗栓治疗降低出血风险的效果更为显著，而对主要不良心血管事件的影响相似。另外一篇纳入4项关于NOAC研究的荟萃分析，显示NOAC＋P2Y12受体拮抗剂较三联抗栓治疗降低出血风险（尤其大出血和颅内出血）的效果更为显著，但增加了支架内血栓的风险，同时心肌梗死风险也呈增加趋势，全因死亡、心血管死亡及卒中风险则相当。包含新型更强效P2Y12受体拮抗剂（普拉格雷和替格瑞洛）的三联抗栓治疗与出血事件风险增加相关。大量观察性队列研究同样表明，总体上三联抗栓与其他抗栓方案相比，显著增加了出血风险。ISAR-TRIPLE研究结果显示，三联抗栓治疗6周与6个月相比，患者缺血和出血复合终点、缺血终点和出血终点差异均无统计学意义。因此，三联抗栓疗程应尽量缩短。目前指南推荐三联抗栓时长常规不超过7天，最长不建议超过1个月，之后序贯为OAC＋P2Y12受体拮抗剂的双联抗栓。抗栓药物选择方面，口服抗凝药首选NOAC，如无禁忌证，大多数ACS和/或PCI合并房颤患者应首选NOAC，而非华法林。由于缺乏不同NOAC头对头比较的研究，暂无优先使用何种NOAC的建议。P2Y12受体拮抗剂首选氯吡格雷。在高缺血风险和低出血风险的患者中，可使用替格瑞洛（90mg bid）＋NOAC双联抗栓，但避免同时使用阿司匹林＋替格瑞洛＋OAC。

（四）血小板功能检测及*CYP2C19*基因型指导的抗血小板治疗

血小板功能检测方面，多项研究（ARCTIC、GRAVITAS、TROPICAL-ACS）均表明，使用血小板功能指导的DAPT方案与标准DAPT方案相比，缺血出血事件无明显差异。

*CYP2C19*基因型方面，TAILOR-PCI研究（$n=5276$）对*CYP2C19*基因型指导抗血小板治疗进行探索，结果发现，使用基因指导下的个体化P2Y12受体拮抗剂治疗方案呈现降低冠心病患者PCI术后缺血风险的趋势（未达到统计学差异），其中PCI术后早期（3个月内）缺血事件发生风险显著降低，不增加出血风险。

二、本指南的专业建议

（一）接受PCI的稳定性冠心病患者

DAPT选择方面，在PCI后的SCAD患者中常规使用阿司匹林联合氯吡格雷（75mg qd）；对于高缺血风险的SCAD患者（左主干病变、慢性完全闭塞病变、分叉病变、支架内血栓病变），如无禁忌证，可考虑应用阿司匹林联合替格瑞洛（90mg bid）。

DAPT疗程方面，植入DES后的患者常规服用6个月DAPT；经药物涂层球囊（DCB）治疗的患者考虑1～3个月DAPT；接受生物可吸收支架（BRS）治疗的患者应考虑DAPT至少12个月（12个月后根据冠状动脉腔内影像学技术判断BRS吸收情况，从而决定DAPT疗程）；对于出血风险高（如PRECISE-DAPT评分≥25分或符合ARC-HBR定义）的患者，行DES或DCB治疗后，可以在3个月甚至1个月的DAPT后改为单抗；对于行PCI并植入新一代DES后的缺血高危SCAD患者，可考虑1～3个月DAPT后使用P2Y12受体拮抗剂（替格瑞洛或氯吡格雷）单药治疗。如患者出血风险低而血栓风险高，且能安全耐受DAPT，可考虑DAPT（阿司匹林＋氯吡格雷）＞6个月而≤30个月。对于无高出血风险、无心肌梗死或卒中病史、接受过PCI的冠心病合并2型糖尿病患者，可考虑使用阿司匹林联合替格瑞洛（60mg bid）长期治疗（不超过3年）。

（二）接受PCI的急性冠脉综合征患者

对于接受PCI的ACS患者，若无禁忌证或高出血风险（如PRECISE-DAPT评分＞25分或符合ARC-HBR高出血风险标准），推荐在阿司匹林基础上加用一种P2Y12受体拮抗剂治疗至少12个月，首选替格瑞洛（90mg bid）。也可权衡缺血和出血风险，在3～6个月后停用阿司匹林，保留P2Y12受体拮抗剂单药治疗。若替格瑞洛不可及、无法耐受或有禁忌证，可使用氯吡格雷（75mg qd）。对于高出血风险患者，应考虑3～6个月后停用P2Y12受体拮抗剂治疗。存在高缺血风险的患者，如可耐受DAPT且无出血并发症，可考虑大于12个月的DAPT治疗，12个月以上长期治疗可选择阿司匹林联合替格瑞洛（60mg bid），不超过3年。对于使用BRS治疗的ACS患者，使用DAPT至少12个月。对于无高出血风险、无心肌梗死或卒中病史、接受过PCI的ACS合并2型糖尿病患者，可考虑阿司匹林联合替格瑞洛（60mg bid）长期治疗，不超过3年（图2-2）。

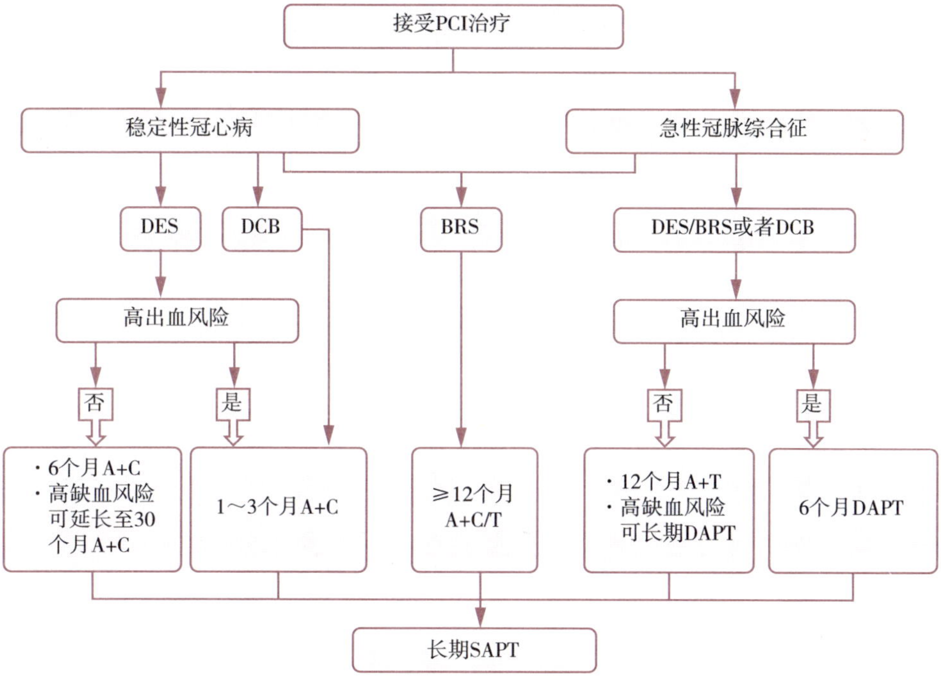

图2-2 接受PCI的冠心病患者抗栓治疗方案

注：①高缺血风险，指病变复杂，如左主干病变、慢性完全闭塞病变、分叉病变、支架内血栓病变。②高出血风险，指服用DAPT期间自发出血风险增加（如PRECISE-DAPT评分≥25分）。③PCI，经皮冠状动脉介入治疗；DES，药物洗脱支架；DCB，药物涂层球囊；BRS，生物可吸收支架；DAPT，双联抗血小板治疗；SAPT，单药抗血小板治疗；A，阿司匹林；C，氯吡格雷；T，替格瑞洛。

本图参考：中华医学会心血管病学分会动脉粥样硬化与冠心病学组．冠心病双联抗血小板治疗中国专家共识［J］．中华心血管病杂志，2021，49（5）：432-454.

（三）ACS和/或PCI合并房颤的患者

对于ACS伴有房颤并接受PCI的患者，若缺血风险低，建议应用阿司匹林＋氯吡格雷＋（N）OAC三联抗栓治疗1周，后改为（N）OAC＋氯吡格雷双联抗栓治疗最多12个月，之后改为（N）OAC抗凝治疗。同样情况下的SCAD患者，则三联抗栓治疗1周后，改为双联抗栓治疗最多至6个月，即可改为（N）OAC单药抗凝；若缺血风险超过出血风险，可考虑延长三联抗栓治疗时间，但不应超过1个月。

抗凝药物选择方面，若无NOAC禁忌证，则首选NOAC。NOAC应根据RCT（PIONEER AF-PCI、RE-DUAL PCI、AUGUSTUS和ENTRUST-AF PCI研究等）验证的给药方式给药。需注意，若选择达比加群治疗，血栓栓塞风险较高者推荐150mg bid＋氯吡格雷，出血风险较高者可选择110mg bid＋氯吡格雷。若选择利伐沙班，推荐采用利伐沙班15mg qd（肌酐清除率30～50ml/min时减量为10mg qd）＋氯吡格雷的双联抗栓方案预防卒中，停用氯吡格雷后，应加用足剂量利伐沙班（20mg qd，肌酐清除率30～50ml/min时减量为15mg qd）。对于PCI术前使用维生素K拮抗剂（VKA）的患者，在患者国际标准化比值（INR）控制良好且无血栓栓塞/出血并发症的前提下，术后可继续使用VKA；合并中重度二尖瓣狭窄或机械人工心脏瓣膜的患者选择VKA；合并严重肾功能不全患者（透析或肌酐清除率＜15ml/min），现阶段仍首选VKA，INR目标值为治疗范围下限（2.0～2.5）。具有抗凝指征的房颤患者如无禁忌证，应终生坚持抗凝治疗（图2-3）。

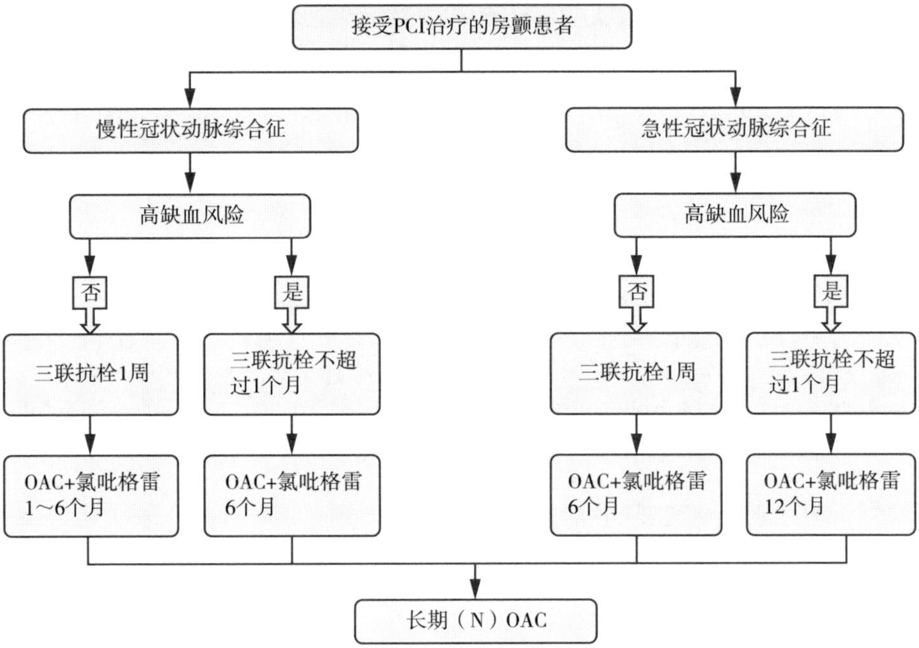

图2-3　接受PCI的冠心病合并房颤患者抗栓治疗方案

注：①缺血相关危险因素，糖尿病、既往心肌梗死、多支病变、合并外周血管病变、早发冠心病、慢性肾功能不全、ACS、多支血管介入治疗、血运重建情况复杂（左主干、分叉病变、慢性闭塞病变、支架血栓病史）、操作因素（支架膨胀不全、残余夹层、支架长等）。②出血相关危险因素，高血压、肝肾功能异常、卒中或脑出血病史、出血史或出血素质（贫血等）、INR不稳定（服用华法林患者）、高龄（65岁以上）、药物（同时服用抗凝药或抗血小板药、非甾体抗炎药）或过量酒精摄入。③PCI，经皮冠状动脉介入治疗；OAC，口服抗凝药；NOAC，新型口服抗凝药。④三联抗栓如服用华法林，建议INR维持在2.0～2.5。

本图参考：中华医学会心血管病学分会和中华心血管病杂志编辑委员会. 冠心病合并心房颤动患者抗栓管理中国专家共识［J］. 中华心血管病杂志，2020，48（7）：552-564.

（四）抗栓治疗期间出血的管理

PCI术后及起始OAC治疗后早期缺血和出血风险较高，应密切监测。不应因小出血或瘀斑而随意停止抗栓治疗，而应及时就诊。建议定期评估患者缺血和出血风险，以及时调整治疗方案。术后推荐使用质子泵抑制剂（PPI）以减少胃肠道出血，尤其对于联合抗栓治疗的患者。PPI的选择方面，首选不影响P450 2C19活性的PPI（如泮托拉唑和雷贝拉唑等），尽量避免使用非甾体抗炎药（NSAIDs）。

如患者发生出血事件，应及时进行出血评估。评估内容应包括出血部位、发生时间、严重程度、最后一次服用抗凝药物的时间及其他影响出血的因素，如肝肾功能、嗜酒、合并用药、既往出血史等。一般将出血程度分为轻微（鼻出血、皮肤小瘀斑、轻微外伤后出血）、中度（肉眼血尿、自发大片瘀斑、无血流动力学障碍而需输血治疗）、严重（具有生命危险的出血，包括关键部位出血，如颅内出血和腹膜后出血及导致血流动力学不稳定的出血）。

临床上出血事件虽不少见，但大多数为无须医疗干预的小出血，严重出血事件发生比例并不高，因此，目前尚无关于出血处理的RCT，大多根据医生的临床经验来执行。建议根据患者的具体情况，充分评估出血和缺血风险后进行决策。多数大出血有明确病因或诱因，应进行对因治疗。出血停止后常需重启抗凝治疗。行PCI及接受DAPT的患者，如术后3个月内发生出血，建议出血停止后重启DAPT疗程不超过3个月，其后改为单一抗血小板药物；如术后3个月以上发生出血，建议降低抗栓强度，可考虑给予单一抗血小板药物（阿司匹林或氯吡格雷）。临床决策困难时，可由多学科协同决定，权衡缺血/血栓栓塞和出血再发风险，并考虑患者意愿（图2-4）。

微小出血：无须药物治疗或进一步的出血评估
如皮肤瘀点或瘀斑、可自愈的鼻出血、微小结膜出血

- 继续DAPT

- 重新评估患者
- 与患者沟通讨论可行的止血措施
- 告知患者坚持服药的重要性

- 考虑继续服用或停服1次OAC

轻度出血：需要药物治疗，但无需住院治疗
如无法自愈的鼻出血、中度结膜出血，无明显失血的泌尿系统或上/下消化道出血，轻度咯血

- 继续DAPT
- 考虑缩短DAPT疗程或转换为血小板抑制效果较弱的P2Y12受体拮抗剂（需要谨慎）

- 诊断并治疗可能导致出血的共病（如消化道溃疡、痔疮、肿瘤）
- 联用PPI
- 告知患者坚持服药的重要性

- 如果三联治疗降级为双联治疗，首选氯吡格雷+口服抗凝药

中度出血：明显失血（血红蛋白降低＞30g/L）和/或需要住院，但血流动力学稳定且进展缓慢
如有明显失血或需要输血的泌尿系统、呼吸系统或上/下消化道出血

- 考虑停用DAPT，改为SAPT，更倾向于保留P2Y12受体拮抗剂，尤其是上消化道出血时
- 确保安全后尽快重新启用DAPT
- 考虑缩短DAPT疗程或转换为血小板抑制效果较弱的P2Y12受体拮抗剂（需谨慎）

- 若发生消化道出血，考虑静脉输注PPI
- 诊断并治疗可能导致出血的共病（如消化道溃疡、痔疮、肿瘤）
- 告知患者坚持服药的重要性

- 考虑停止甚至逆转抗凝直至出血控制，除非血栓风险过高（心脏机械瓣置换、心脏辅助装置、CHA2DS2-VASc）
- 如临床指征明确，1周内重新开始口服抗凝药治疗；VKA考虑INR目标值2.0～2.5（除非血栓风险过高），NOAC采用最低有效剂量
- 如果考虑将三联抗栓治疗降级为双联治疗，优选氯吡格雷+1种OAC

严重出血：血红蛋白降低＞50g/L、需要住院，但血流动力学稳定且进展缓慢
如严重的泌尿系统、呼吸系统或上/下消化道出血

- 考虑停用DAPT，改为SAPT，更倾向于保留P2Y12受体拮抗剂，尤其是上消化道出血时
- 若治疗后持续出血或无法治疗时，考虑停止所有抗栓药物
- 一旦出血停止，则重新评估是否需要DAPT或SAPT，更倾向于保留P2Y12受体拮抗剂，尤其是上消化道出血时

- 若发生消化道出血，考虑静脉输注PPI
- 如血红蛋白＜70g/L，考虑输注红细胞
- 考虑输注血小板
- 如果可行，对出血部位进行外科手术或内镜治疗

- 考虑停止并逆转抗凝直至出血控制，除非血栓风险过高（心脏机械瓣置换、心脏辅助装置）
- 如临床指征明确，1周内重新开始口服抗凝药治疗；VKA考虑INR目标值2.0～2.5（除非血栓风险过高），NOAC采用最低有效剂量
- 如之前为三联治疗，考虑降级为氯吡格雷+1种OAC双联治疗；如之前为双联治疗，若确保安全可考虑停用抗血小板药

危及生命的出血：迅速危及生命的严重活动性出血
如大量明显的泌尿系统、呼吸系统或上/下消化道出血、活动性颅内出血、脊柱内出血、眼内出血或任何引起血流动力学不稳定的出血

- 立即停止所有抗栓药物
- 一旦出血停止，则重新评估是否需要DAPT或SAPT，更倾向于保留P2Y12受体拮抗剂，尤其是上消化道出血时

- 低血压时行液体替代疗法
- 无论血红蛋白值为多少，考虑输注红细胞
- 上消化道出血时考虑静脉给予PPI
- 考虑输注血小板
- 如果可行，外科手术或内镜下止血

- 停止并逆转口服抗凝药

图2-4 患者接受抗栓治疗期间发生出血的推荐处理措施

注：DAPT，双联抗血小板治疗；OAC，口服抗凝药；PPI，质子泵抑制剂；SAPT，单药抗血小板治疗；VKA，维生素K拮抗剂；INR，国际标准化比值；NOAC，新型口服抗凝药。

本图参考：中华医学会心血管病学分会动脉粥样硬化与冠心病学组. 冠心病双联抗血小板治疗中国专家共识［J］. 中华心血管病杂志，2021，49（5）：432-454.

三、专业建议如何落地和执行

（1）强化患者教育：向患者及其家属充分告知服用抗栓药物的必要性，以及服用抗栓药物可能存在的出血风险。出院前在APP中充分了解自身出血倾向及缺血倾向（由医生在出院前进行充分评估）。教育患者及其家属学会及时观察自身状况，如发生出血或因其他状况需要调整抗栓药物，需及时寻求心内科医生的帮助。利用APP对患者定期进行血栓与出血风险评估，或教育患者进行自我评估，根据缺血及血栓风险评估结果，及时调整治疗方案。

（2）经APP评估为高出血倾向患者，建议在社区服务中心每个月复查血尿便常规，日常注意观察大小便颜色，有异常及时就诊。发生出血后，不要自行停药，建议尽快寻求心内科医生的帮助。

（3）日常生活中需注意以下情况。

1）避免粗糙及坚硬食物，避免辛辣刺激食物。

2）服用抗栓药物容易发生出血，故患者日常活动需避免磕碰。

3）熬夜、情绪激动等可诱发应激性溃疡出血，建议避免。

4）如患者正在服用抗凝药物，抗凝药物华法林可与多种药物及食物发生相互作用，建议调整其他用药时密切监测INR，以避免出血。

5）服用抗栓药物期间不建议自行服用具有活血化瘀功效的中成药，以免发生出血。

参考文献

[1] 中华医学会心血管病学分会动脉粥样硬化与冠心病学组，中华医学会心血管病学分会介入心脏病学组，中国医师协会心血管内科医师分会血栓防治专业委员会，等. 冠心病双联抗血小板治疗中国专家共识[J]. 中华心血管病杂志，2021，49(5)：432-454.

[2] ANGIOLILLO D J，GOODMAN S G，BHATT D L，et al. Antithrombotic therapy in patients with atrial fibrillation undergoing percutaneous coronary intervention：a North American perspective-2016 update [J]. Circ Cardiovasc Interv，2016，9(11)：e004395.

[3] GWON H C，HAHN J Y，PARK K W，et al. Six-month versus 12-month dual anti-

platelet therapy after implantation of drug-eluting stents：the Efficacy of Xience/Promus Versus Cypher to Reduce Late Loss After Stenting（EXCELLENT）randomized，multicenter study［J］. Circulation，2012，125（3）：505-513.

［4］COSTA F，TIJSSEN JG，ARIOTTI S，et al. Incremental value of the CRUSADE，ACUITY，and HAS-BLED risk scores for the prediction of hemorrhagic events after coronary stent implantation in patients undergoing long or short duration of dual antiplatelet therapy［J］. J Am Heart Assoc，2015，4（12）：e002524.

［5］SCHULZ-SCHÜPKE S，BYRNE R A，TEN BERG J M，et al. ISAR-SAFE：a randomized，double-blind，placebo-controlled trial of 6 vs. 12 months of clopidogrel therapy after drug-eluting stenting［J］. Eur Heart J，2015，36（20）：1252-1263.

［6］HONG S J，SHIN D H，KIM J S，et al. 6-Month versus 12-month dual-antiplatelet therapy following long everolimus-eluting stent implantation：the IVUS-XPL randomized clinical trial［J］. JACC Cardiovasc Interv，2016，9（14）：1438-1446.

［7］HAHN J Y，SONG Y B，OH J H，et al. 6-Month versus 12-month or longer dual antiplatelet therapy after percutaneous coronary intervention in patients with acute coronary syndrome（SMART-DATE）：a randomised，open-label，non-inferiority trial［J］. Lancet，2018，391（10127）：1274-1284.

［8］GURBEL P A，BLIDEN K P，BUTLER K，et al. Randomized double-blind assessment of the ONSET and OFFSET of the antiplatelet effects of ticagrelor versus clopidogrel in patients with stable coronary artery disease：the ONSET/OFFSET study［J］. Circulation，2009，120（25）：2577-2585.

［9］NEUMANN F J，SOUSA-UVA M，AHLSSON A，et al. 2018 ESC/EACTS Guidelines on myocardial revascularization［J］. Eur Heart J，2019，40（2）：87-165.

［10］MAURI L，KEREIAKES D J，YEH R W，et al. Twelve or 30 months of dual antiplatelet therapy after drug-eluting stents［J］. N Engl J Med，2014，371（23）：2155-2166.

［11］PALMERINI T，BENEDETTO U，BACCHI-REGGIANI L，et al. Mortality in patients treated with extended duration dual antiplatelet therapy after drug-eluting stent implantation：a pairwise and Bayesian network meta-analysis of randomised trials［J］. Lancet，2015，385（9985）：2371-2382.

［12］YIN S H，XU P，WANG B，et al. Duration of dual antiplatelet therapy after percutaneous coronary intervention with drug-eluting stent：systematic review and network meta-analysis［J］. BMJ，2019，365：l2222.

［13］COSTA F，VAN KLAVEREN D，JAMES S，et al. Derivation and validation of the predicting bleeding complications in patients undergoing stent implantation and subsequent dual antiplatelet therapy（PRECISE-DAPT）score：a pooled analysis of individual-patient datasets from clinical trials［J］. Lancet，2017，389（10073）：1025-1034.

［14］PALMERINI T，DELLA RIVA D，BENEDETTO U，et al. Three，six，or twelve months of dual antiplatelet therapy after DES implantation in patients with or without acute coronary syndromes：an individual patient data pairwise and network meta-analysis of six randomized trials and 11473 patients［J］. Eur Heart J，2017，38（14）：1034-1043.

［15］BONACA M P，BHATT D L，STEG P G，et al. Ischaemic risk and efficacy of ticagrelor in relation to time from P2Y12 inhibitor withdrawal in patients with prior myocardial infarction：insights from PEGASUS-TIMI 54［J］. Eur Heart J，2016，37（14）：1133-1142.

［16］COSTA F，ADAMO M，ARIOTTI S，et al. Impact of greater than 12-month dual antiplatelet therapy duration on mortality：drug-specific or a class-effect? A meta-analysis［J］. Int J Cardiol，2015，201：179-181.

［17］DANGAS G，BABER U，SHARMA S，et al. Ticagrelor with or without aspirin after complex PCI［J］. J Am Coll Cardiol，2020，75（19）：2414-2424.

［18］VALGIMIGLI M，FRIGOLI E，HEG D，et al. Dual antiplatelet therapy after PCI in patients at high bleeding risk［J］. N Engl J Med，2021，385（18）：1643-1655.

［19］WATANABE H，DOMEI T，MORIMOTO T，et al. Effect of 1-month dual antiplatelet therapy followed by clopidogrel vs 12-month dual antiplatelet therapy on cardiovascular and bleeding events in patients receiving PCI：the STOPDAPT-2 randomized clinical trial［J］. JAMA，2019，321（24）：2414-2427.

［20］KOO B K，KANG J，PARK K W，et al. Aspirin versus clopidogrel for chronic maintenance monotherapy after percutaneous coronary intervention（HOST-EXAM）：an investigator-initiated，prospective，randomised，open-label，multicentre trial［J］. Lancet，2021，397（10293）：2487-2496.

［21］STEG P G，BHATT D L，SIMON T，et al. Ticagrelor in patients with stable coronary disease and diabetes［J］. N Engl J Med，2019，381（14）：1309-1320.

［22］BHATT D L，STEG P G，MEHTA S R，et al. Ticagrelor in patients with diabetes and stable coronary artery disease with a history of previous percutaneous coronary intervention（THEMIS-PCI）：a phase 3，placebo-controlled，randomised trial［J］. Lancet，2019，394（10204）：1169-1180.

［23］CANNON C P，HARRINGTON R A，JAMES S，et al. Comparison of ticagrelor with clopidogrel in patients with a planned invasive strategy for acute coronary syndromes（PLATO）：a randomised double-blind study［J］. Lancet，2010，375（9711）：283-293.

［24］GAO R，WU Y，LIU H，et al. Safety and incidence of cardiovascular events in Chinese patients with acute coronary syndrome treated with ticagrelor：the 12-month，phase IV，multicenter，single-arm DAYU study［J］. Cardiovasc Drugs Ther，2018，32（1）：47-56.

［25］DU X，ZHENG Y，YANG P，et al. YINGLONG：a multicenter，prospective， non-interventional study evaluating the safety and tolerability of ticagrelor in Chinese patients with acute coronary syndrome [J]. Adv Ther, 2019, 36 (7): 1595-1605.

[26] LEE C H, CHENG C L, KAO YANG Y H, et al. Cardiovascular and bleeding risks in acute myocardial infarction newly treated with ticagrelor vs. clopidogrel in Taiwan [J]. Circ J, 2018, 82 (3): 747-756.

[27] WALLENTIN L, JAMES S, STOREY R F, et al. Effect of CYP2C19 and ABCB1 single nucleotide polymorphisms on outcomes of treatment with ticagrelor versus clopidogrel for acute coronary syndromes: a genetic substudy of the PLATO trial [J]. Lancet, 2010, 376 (9749): 1320-1328.

[28] VALGIMIGLI M, BUENO H, BYRNE R A, et al. 2017 ESC focused update on dual antiplatelet therapy in coronary artery disease developed in collaboration with EACTS: the Task Force for dual antiplatelet therapy in coronary artery disease of the European Society of Cardiology (ESC) and of the European Association for Cardio-Thoracic Surgery (EACTS) [J]. Eur Heart J, 2018, 39 (3): 213-260.

[29] YUSUF S, ZHAO F, MEHTA S R, et al. Effects of clopidogrel in addition to aspirin in patients with acute coronary syndromes without ST-segment elevation [J]. N Engl J Med, 2001, 345 (7): 494-502.

[30] BABER U, DANGAS G, ANGIOLILLO D J, et al. Ticagrelor alone vs. ticagrelor plus aspirin following percutaneous coronary intervention in patients with non-ST-segment elevation acute coronary syndromes: TWILIGHT-ACS [J]. Eur Heart J, 2020, 41 (37): 3533-3545.

[31] KIM C J, PARK M W, KIM M C, et al. Unguided de-escalation from ticagrelor to clopidogrel in stabilised patients with acute myocardial infarction undergoing percutaneous coronary intervention (TALOS-AMI): an investigator-initiated, open-label, multicentre, non-inferiority, randomised trial [J]. Lancet, 2021, 398 (10308): 1305-1316.

[32] KIM B K, HONG S J, CHO Y H, et al. Effect of ticagrelor monotherapy vs. ticagrelor with aspirin on major bleeding and cardiovascular events in patients with acute coronary syndrome: the TICO randomized clinical trial [J]. JAMA, 2020, 323 (23): 2407-2416.

[33] WATANABE H, MORIMOTO T, NATSUAKI M, et al. Comparison of clopidogrel monotherapy after 1 to 2 months of dual antiplatelet therapy with 12 months of dual antiplatelet therapy in patients with acute coronary syndrome: the STOPDAPT-2 ACS randomized clinical trial [J]. JAMA Cardiol, 2022, 7 (4): 407-417.

[34] HINDRICKS G, POTPARA T, DAGRES N, et al. 2020 ESC Guidelines for the diagnosis and management of atrial fibrillation developed in collaboration with the European Association for Cardio-Thoracic Surgery (EACTS): the Task Force for the diagnosis and management of atrial fibrillation of the European Society of Cardiology (ESC) De-

veloped with the special contribution of the European Heart Rhythm Association (EHRA) of the ESC [J]. Eur Heart J, 2021, 42 (5): 373-498.
[35] 中华医学会心血管病学分会，中华心血管病杂志编辑委员会. 冠心病合并心房颤动患者抗栓管理中国专家共识[J]. 中华心血管病杂志，2020，48（7）：552-564.
[36] GIBSON C M, MEHRAN R, BODE C, et al. Prevention of bleeding in patients with atrial fibrillation undergoing PCI [J]. N Engl J Med, 2016, 375 (25): 2423-2434.
[37] CANNON C P, BHATT D L, OLDGREN J, et al. Dual antithrombotic therapy with dabigatran after PCI in atrial fibrillation [J]. N Engl J Med, 2017, 377 (16): 1513-1524.
[38] LOPES R D, HEIZER G, ARONSON R, et al. Antithrombotic therapy after acute coronary syndrome or PCI in atrial fibrillation [J]. N Engl J Med, 2019, 380 (16): 1509-1524.
[39] VRANCKX P, VALGIMIGLI M, ECKARDT L, et al. Edoxaban-based versus vitamin K antagonist-based antithrombotic regimen after successful coronary stenting in patients with atrial fibrillation (ENTRUST-AF PCI): a randomised, open-label, phase 3b trial [J]. Lancet, 2019, 394 (10206): 1335-1343.
[40] DEWILDE W J M, OIRBANS T, VERHEUGT F W A, et al. Use of clopidogrel with or without aspirin in patients taking oral anticoagulant therapy and undergoing percutaneous coronary intervention: an open-label, randomised, controlled trial [J]. Lancet, 2013, 381 (9872): 1107-1115.
[41] FIEDLER K A, MAENG M, MEHILLI J, et al. Duration of triple therapy in patients requiring oral anticoagulation after drug-eluting stent implantation: the ISAR-TRIPLE trial [J]. J Am Coll Cardiol, 2015, 65 (16): 1619-1629.
[42] LOPES R D, HONG H, HARSKAMP R E, et al. Safety and efficacy of antithrombotic strategies in patients with atrial fibrillation undergoing percutaneous coronary intervention: a network meta-analysis of randomized controlled trials [J]. JAMA Cardiol, 2019, 4 (8): 747-755.
[43] GARGIULO G, GOETTE A, TIJSSEN J, et al. Safety and efficacy outcomes of double vs. triple antithrombotic therapy in patients with atrial fibrillation following percutaneous coronary intervention: a systematic review and meta-analysis of non-vitamin K antagonist oral anticoagulant-based randomized clinical trials [J]. Eur Heart J, 2019, 40 (46): 3757-3767.
[44] VAN REIN N, HEIDE-JØRGENSEN U, LIJFERING W M, et al. Major bleeding rates in atrial fibrillation patients on single, dual, or triple antithrombotic therapy [J]. Circulation, 2019, 139 (6): 775-786.
[45] PROIETTI M, AIRAKSINEN K E J, RUBBOLI A, et al. Time in therapeutic range and major adverse outcomes in atrial fibrillation patients undergoing percutaneous coronary intervention: the Atrial Fibrillation Undergoing Coronary Artery Stenting (AFCAS)

registry [J]. Am Heart J, 2017, 190: 86-93.

[46] JANUARY C T, WANN L S, CALKINS H, et al. 2019 AHA/ACC/HRS Focused Update of the 2014 AHA/ACC/HRS Guideline for the Management of Patients With Atrial Fibrillation: a report of the American College of Cardiology/American Heart Association Task Force on Clinical Practice Guidelines and the Heart Rhythm Society in Collaboration With the Society of Thoracic Surgeons [J]. Circulation, 2019, 140 (2): e125-e151.

[47] LIP G Y H, COLLET J P, HAUDE M, et al. 2018 Joint European consensus document on the management of antithrombotic therapy in atrial fibrillation patients presenting with acute coronary syndrome and/or undergoing percutaneous cardiovascular interventions: a joint consensus document of the European Heart Rhythm Association (EHRA), European Society of Cardiology Working Group on Thrombosis, European Association of Percutaneous Cardiovascular Interventions (EAPCI), and European Association of Acute Cardiac Care (ACCA) endorsed by the Heart Rhythm Society (HRS), Asia-Pacific Heart Rhythm Society (APHRS), Latin America Heart Rhythm Society (LAHRS), and Cardiac Arrhythmia Society of Southern Africa (CASSA) [J]. Europace, 2019, 21 (2): 192-193.

[48] ANGIOLILLO D J, GOODMAN S G, BHATT D L, et al. Antithrombotic therapy in patients with atrial fibrillation treated with oral anticoagulation undergoing percutaneous coronary intervention: a North American Perspective-2018 Update [J]. Circulation, 2018, 138 (5): 527-536.

[49] COLLET J P, CUISSET T, RANGE G, et al. Bedside monitoring to adjust antiplatelet therapy for coronary stenting [J]. N Engl J Med, 2012, 367 (22): 2100-2109.

[50] PRICE M J, BERGER P B, TEIRSTEIN P S, et al. Standard-vs high-dose clopidogrel based on platelet function testing after percutaneous coronary intervention: the GRAVITAS randomized trial [J]. JAMA, 2011, 305 (11): 1097-1105.

[51] SIBBING D, ARADI D, JACOBSHAGEN C, et al. Guided de-escalation of antiplatelet treatment in patients with acute coronary syndrome undergoing percutaneous coronary intervention (TROPICAL-ACS): a randomised, open-label, multicentre trial [J]. Lancet, 2017, 390 (10104): 1747-1757.

[52] PEREIRA N L, FARKOUH M E, SO D, et al. Effect of genotype-guided oral P2Y12 inhibitor selection vs. conventional clopidogrel therapy on ischemic outcomes after percutaneous coronary intervention: the TAILOR-PCI randomized clinical trial [J]. JAMA, 2020, 324 (8): 761-771.

[53] ANGIOLILLO D J, BHATT D L, CANNON C P, et al. Antithrombotic therapy in patients with atrial fibrillation treated with oral anticoagulation undergoing percutaneous coronary intervention: a North American Perspective: 2021 Update [J]. Circulation, 2021, 143 (6): 583-596.

[54] 中华医学会心电生理和起搏分会，中国医师协会心律学专业委员会，中国房颤中心联盟心房颤动防治专家工作委员会．心房颤动：目前的认识和治疗建议（2021）[J]．中华心律失常学杂志，2022，26（1）：15-88．

[55] HALVORSEN S，STOREY R F，ROCCA B，et al．Management of antithrombotic therapy after bleeding in patients with coronary artery disease and/or atrial fibrillation：expert consensus paper of the European Society of Cardiology Working Group on Thrombosis [J]．Eur Heart J，2017，38（19）：1455-1462．

执笔：蒋 萍

审校：袁祖贻 高 展

第三章

随访管理

一、目前该领域的循证证据

经皮冠状动脉介入治疗（PCI）能够解除固定狭窄或血栓导致的冠状动脉血流受阻，恢复冠状动脉的血流，改善心脏供血，迅速缓解心肌缺血症状，目前已成为大多数冠心病患者的首选治疗方法。但植入支架并非一劳永逸，PCI术后的患者仍存在症状复发或再发心肌缺血的风险。其机制主要分为4种情况：支架内再狭窄、支架内血栓、不完全性血运重建和未植入支架部位的病变进展。患者可表现为心绞痛或急性心肌梗死，严重者可发生心源性猝死。定期随访能够及时发现心肌缺血的症状，并给予相应治疗，减少危及患者生命的严重事件的发生。

（一）支架内再狭窄

支架内再狭窄（ISR）主要分为两大类：第一类指造影诊断的ISR，血管直径狭窄＞50%；第二类是临床诊断的ISR，ISR导致心肌缺血发作，需要再次血运重建治疗。临床诊断的ISR发生率低于造影诊断的ISR。金属裸支架（BMS）时代，ISR的发生率高达30%，第一代药物洗脱支架（DES）与BMS相比，ISR的发生率显著降低，临床诊断的ISR为5%～10%，造影诊断的ISR为10%。早期对ISR的认识是良性的，但有资料显示，50%的ISR可以表现为不稳定型心绞痛，其中18.7%进展至非ST段抬高型心肌梗死，8.5%进展至ST段抬高型心肌梗死。

造成ISR的危险因素包括患者因素、病变因素和操作因素。患者相关危险因素主要包括高龄、糖尿病、高脂血症、高血压、吸烟、慢性肾脏病、透析和多支病变。存在以上危险因素的患者更容易发生ISR。糖尿病是冠心病患者支架失败的最常见危险因素，糖尿病患者ISR发生率是非糖尿病患者的2～4倍，高达20%。多变量分析显示，极低密度脂蛋白胆固醇、SYNTAX评分和既往PCI史是糖尿病患者植入DES后发生ISR的独立危险因素。

DES-ISR的可能发生机制如下。

（1）生物因素：药物抵抗、全身炎症反应、高敏反应（过敏性炎症）、新生动脉粥样硬化和钙化结节。

（2）遗传因素。

（3）器械因素：支架膨胀不全、支架断裂、过度扩张、药物沉积不均、支架梁分布不均、聚合物损伤。

(4)操作因素：支架部位以外的气压伤（地理丢失）、病变覆盖不完全、支架间隙。

抗增殖药物虽然减轻了PCI术后支架内膜增生导致的再狭窄发生率，但新生动脉粥样硬化是新一代DES晚期ISR的重要机制之一，多发生在PCI术后2～7年。第二代DES术后1年内发生的ISR主要是内膜增生，可于术后3～6个月出现，而1年后发生的再狭窄主要是新生动脉粥样硬化。因此对于PCI术后的患者定期随访非常必要。

（二）支架内血栓

支架内血栓（ST）的定义：冠状动脉造影或尸检证实的支架内血栓形成，是PCI术失败的较常见两种原因之一，常导致ST段抬高型心肌梗死（STEMI）或心源性猝死，ST导致的死亡率在5%～45%，5年内复发率高达15%～20%。根据ST发生时间分为早期ST（支架植入术后30天内发生）、晚期ST（支架植入术后31天至1年内发生）和极晚期ST（PCI术1年之后发生），极晚期ST是PCI术后心肌梗死的重要原因，约59%的患者表现为STEMI。

早期ST又分为急性ST（支架植入后24小时内）和亚急性ST（支架植入术后24小时至30天内发生）。一般早期ST发生比例高于晚期ST，占全部ST事件的50%～70%。早期ST的发生率＜1%，9～12个月ST的发生率0.61%，之后每年增加0.2%～0.4%。

第二代DES与第一代DES相比，ST的发生率显著降低。PCI术后发生ST的危险因素主要包括：患者因素（糖尿病、左心室射血分数减低、早期使用抗血小板药物、合并症、基因型、高血小板反应性）、支架类型、操作相关因素（急诊PCI、复杂病变、支架膨胀不全、残余夹层/狭窄、术后TIMI血流）。双联抗血小板治疗（DAPT）是预防ST的基石，但相应增加了PCI术后患者出血的风险。药物基因组学和血小板功能检测可以发现氯吡格雷抵抗或抗栓治疗后血小板高反应性的ST高危的患者，加强或延长抗栓治疗以降低ST的风险。但研究显示，药物基因组学和血小板功能检测并没有改善临床事件。目前指南推荐对于急性冠脉综合征PCI术后患者DAPT治疗至少12个月，而稳定性冠心病患者PCI术后DAPT治疗6个月。对于再发缺血风险高或高出血风险的患者可以适当延长或缩短DAPT疗程，简言之，DAPT治疗方案应该个体化。

（三）不完全性血运重建

虽然近20年来PCI技术和器械均获得了长足的发展，使得更多的冠心病患者接受支架手术成为可能，但仍有相当一部分冠心病患者基于解剖复杂程度或合并症等，无法做到完全性血运重建，即患者接受PCI后仍存在残余的解剖学上的冠状动脉狭窄。PCI术后残余SYNTAX评分（rSS）是PCI术后危险分层的重要工具，评分越高，说明残余病变的严重程度和复杂性越高，缺血事件发生率和死亡率高于完全血运重建组。中危到高危ACS的患者PCI术后rSS＞8.0分时30天和1年缺血事件发生率显著增加，预后更差。

阜外医院一项纳入10 344例患者的研究显示，rSS评分可以预测PCI术后患者的2年缺血事件，而临床rSS评分与rSS评分相比，预测价值更好。rSS评分联合ACEF评分（年龄、肌酐和左心室射血分数），显著提升ACEF评分对PCI术后患者长期死亡率的预测价值。rSS评分和临床rSS评分对于合并慢性肾功能不全行PCI的患者，同样可以预测其术后3年随访的非计划血运重建，卒中和MACE的发生率，且临床rSS评分预测价值高于普通rSS评分。有研究显示，功能性完全性血运重建的患者，其rSS评分与预后无关。不完全性血运重建的患者常合并糖尿病、高血压、吸烟、心肌酶升高或ST段改变，以及射血分数减低等情况，常限于基础疾病而无法达到完全性血运重建。因此，对于PCI未能达到功能性完全性血运重建的患者，应加强随访和强化药物治疗，以减少术后不良心血管事件。

（四）新生动脉粥样硬化及病变进展

第二代DES与第一代DES相比，可显著降低ST的发生率，但新生动脉粥样硬化导致的ISR是导致晚期或极晚期支架植入失败的重要并发症。新生动脉粥样硬化的发生机制分为3个阶段：早期泡沫状巨噬细胞浸润、支架内粥样硬化斑块发展、薄纤维帽坏死核斑块形成。新生动脉粥样硬化在DES的发生率约为31%，高于BMS的16%，是导致晚期ISR和ST的主要机制，预后更差。支架内新生动脉粥样硬化的发生机制与原位的动脉粥样硬化形成类似，主要与血管内皮功能不良、脂质摄取、炎症反应等相关。

新生动脉粥样硬化的危险因素不仅与个体危险因素及合并症有关（吸烟、慢性肾脏病、糖尿病合并HbA1C＞7%、胰岛素抵抗、LDL-C＞1.82mmol/L、未服用ACEI或ARB类药物等），更多与非传统危险因素相关（支架设计、解剖复杂程度如分叉、三分叉病变、长病变、小血管、支架膨胀不全、支架贴壁不良、支架断裂、限制血流的夹层等因素）。传统危险因素的控制和支架术后包括药物治疗在内的二级预防策略能够降低新生动脉粥样硬化导致的晚期和极晚期缺血事件的发生。

（五）冠心病PCI术后不同合并症患者的随访

1. 合并急性心肌梗死　PCI技术的普及、现代抗栓治疗和二级预防均使STEMI患者的死亡率明显降低，但STEMI患者院内死亡率仍在4%～12%，1年死亡率约10%，死亡率主要受以下因素影响：高龄、Killip分级、就诊延迟、治疗策略和既往心肌梗死史、糖尿病、肾功能不全、受累冠状动脉血管和左心室射血分数（LVEF）。对所有STEMI患者应进行短期和长期死亡风险评估。GRACE评分是目前最常用的ACS患者危险评估工具，可以预测ACS患者住院期间和30天的死亡率。出院前对STEMI患者应进行长期风险评估：LVEF，冠状动脉病变严重程度和血运重建的完全程度，残余心肌缺血，住院期间是否存在并发症，代谢危险标志物包括总胆固醇、LDL-C、HDL-C、空腹TG和血糖及肾功能等。

左心室功能不全是影响预后的重要因素，所有STEMI患者出院前均应行LVEF测定。当超声心动图无法确诊时应行心脏磁共振（CMR）检查评估左心室功能。

2. 合并心力衰竭　急诊PCI后所有患者均应行超声心动图检查评估静息左心室和右心室功能及瓣膜情况，排除心肌梗死后机械并发症和左心室血栓。超声心动图效果不佳或不能确诊时可行CMR检查。多支病变患者仅罪犯血管行介入治疗者，或STEMI患者延迟就诊者，应进行残余缺血或存活心肌的评估。

3. 合并心律失常　STEMI急性期时发作的室颤或多形性室性心动过速常与心肌缺血相关，其30天死亡率增加，但与长期死亡率不相关。STEMI患者合并单形室性心动过速的发生率较低，常与基础疾病相关。非急性期发作的持续性单形室性心动过速常由心肌梗死后形成的瘢痕组织相关的折返机制或自律性增高所致，而非心肌缺血相关。STEMI发作48小时之后发生持续性室性心动过速或室颤者预后更差，应根据指南评估有无植入型心律转复除颤器（ICD）的指征。药物治疗无效者可考虑射频消融手术。室性期前收缩或短阵性室性心动过速一般不建议常规使用抗心律失常药物，应以基础疾病治疗为主。

与窦性心律患者相比，STEMI合并房颤的患者短期和长期预后更差，再次心肌梗死、卒中、心力衰竭和心源性猝死的发生率更高。

4. 合并慢性肾脏病（CKD） PCI术后合并CKD患者占全部PCI患者的30%～40%，肾功能不全是心血管事件的独立危险因素，与无CKD患者相比，其预后更差，心源性死亡与肾小球滤过率成反比。目前缺乏关于CKD-PCI术后患者的最佳药物治疗方案，但CKD是ISR和ST的危险因素，也是出血的高危因素。

（六）PCI术后随访的主要内容

PCI术后患者应定期在心内科门诊或康复门诊进行随访。二级预防和心脏康复是PCI术后随访的重要内容，可以有效降低患病率和死亡率，同时改善症状。二级预防包括药物治疗情况、危险因素纠正和生活方式改变。PCI术后患者定期随访和复诊，能够保证二级预防和心脏康复方案的实施。随访内容如下。

1. 一般情况 评估患者的症状、有无并发症、药物相关副作用及药物治疗效果。

（1）心肌缺血相关症状：活动或休息时发生的胸痛、胸闷、气短、呼吸困难等。性质：常表现为压迫性、压榨性、烧灼感，可为不同组合（包括累及胸部、上肢、下颌，或上腹部不适，或缺血等同症状，如呼吸困难或疲乏），弥漫性而非局限性。位置：无明确定位，与该部位的活动无关；可向左上臂、下颌、颈部、背部或肩部放射；可伴有出汗、恶心或晕厥。持续时间：一般不超过20分钟，含服硝酸甘油后5～10分钟可缓解；持续时间太短（数秒）或太长（数小时）可自行缓解，均不支持心肌缺血的诊断。当患者出现上述症状或症状持续不能缓解时，应尽早就诊，必要时行冠状动脉造影检查。

（2）心力衰竭相关症状：活动时出现的胸闷、气短、呼吸困难，休息后症状减轻，常无胸痛，严重时表现为夜间不能平卧，伴右心衰竭时，可有腹胀、食欲减退、双下肢水肿。与心肌缺血表现的胸闷很难鉴别，需要通过超声心动图、X线胸片、血液化验等协助诊断，冠状动脉造影可以明确是否与心肌缺血相关。

（3）心律失常相关症状：表现为心悸、胸闷、胸痛（多为针刺样）、黑矇、晕厥等，部分患者可能由于快速性心律失常心率太快而诱发心肌缺血的症状。心电图或24小时动态心电图、长程监测心电图可以协助和明确心律失常的诊断。运动试验或冠状动脉造影可以鉴别是否与心肌缺血相关。

（4）出血相关症状：抗血小板药物或同时服用抗凝药物导致的出血可分为以下几种情况，除微小出血之外的情况均应到医院就诊。

1）微小出血：如皮肤瘀点或瘀斑、可自愈的鼻出血、微小结膜出血。

2）轻度出血：需要药物治疗，但无须住院治疗，如无法自愈的鼻出血、中度结膜出血，无明显失血的泌尿系统或上/下消化道出血，轻度咯血。

3）中度出血：明显失血（血红蛋白降低＞30g/L）和/或需要住院，但血流动力学稳定且进展缓慢，如有明显失血的泌尿系统、呼吸系统或上/下消化道出血。

4）严重出血：血红蛋白降低＞50g/L、需要住院，但血流动力学稳定且进展缓慢，如严重的泌尿系统、呼吸系统或上/下消化道出血。

5）危及生命的出血：严重活动性出血如大量明显的泌尿系统、呼吸系统、上/下消化道出血、活动性颅内出血、脊柱内出血、眼内出血或任何引起血流动力学不稳定的出血。

（5）药物常见副作用：大多数药物导致的副作用，如他汀类相关的肌肉疼痛，血管紧张素转换酶抑制剂（ACEI）相关的干咳，钙通道阻滞剂相关的踝部水肿、面部发红，替格瑞洛相关的气短等，可通过药物调整来纠正。

2. 血压和心律/心率 评估药物治疗的效果，或是否存在新出现的高血压、心律失常等，给予相应的诊断和治疗。

3. 辅助检查

（1）实验室检查：血常规、尿常规、便常规、生化、糖化血红蛋白、BNP/NT-proBNP等。

（2）X线胸片：对于心力衰竭的患者可酌情进行。

（3）超声心动图：评估是否存在新发生的瓣膜病变或心功能恶化情况（尤其是对于急性心肌梗死的患者），对于既往存在超声心动图异常者，定期复查随诊，评估药物治疗效果及是否应更改治疗方案。

（4）高质量的冠状动脉CT：用于PCI术后评估支架的通畅率及其他病变是否存

在进展。

（5）运动试验（运动平板试验、运动心肌显像、药物负荷心肌显像）：可以鉴别患者是否存在心肌缺血。

（6）冠状动脉造影：对于高危患者或存在典型的再发心绞痛症状的患者，可考虑直接冠状动脉造影检查。

二、本指南的专业建议

PCI术后的患者应进行规律的随访，包括症状、二级预防措施的依从性、强化药物治疗和生活方式纠正的概念，并根据具体情况进行必要的检查和药物调整。PCI术后患者的随访可在手术医院进行，如手术医院和居住地不在同一地区，也可选择居住地附近的正规医院进行。随访、复诊时间及复查项目见表3-1。

表3-1　PCI术后患者复诊时间和复查项目（包括但不限于以下内容）

项目	住院期间	术后1个月	术后3个月	术后6个月	术后9～12个月
血常规	√	√	√	√	√
尿常规	√	√	√	√	√
便潜血	√	√	√	√	√
肝功能	√	√	√	√	√
肾功能	√	√	√	√	√
肌酸激酶	√	√	√	√	√
低密度脂蛋白胆固醇	√	√	√	√	√
血栓弹力图	√				
基因检测	√				
BNP	√		√		√

续 表

项目	住院期间	术后1个月	术后3个月	术后6个月	术后9～12个月
X线胸片	√		√		√
超声心动图	√		√		√
冠状动脉CT	酌情				√（非高危患者）
运动试验	酌情				存在CT禁忌证的非高危患者
冠状动脉造影	√				√（高危患者）

（一）一般患者的术后管理

院内患者的一般术后管理内容如下。

（1）对所有患者进行冠心病危险因素的教育，以及如何通过生活方式纠正来降低心血管事件。

（2）有条件者开具综合心脏康复计划方案（以家庭或医疗中心为基础的），以降低死亡率和再住院率，改善生活质量。

（3）建议戒烟，可通过行为干预和药物治疗的方法进行，并至少随访1个月来协助戒烟，以减少心血管事件。

（二）术后1个月复诊

（1）所有患者均应到心内科门诊进行复查和再次评估。

1）评估PCI的效果。

2）是否需要再次血运重建及时机。

3）评估PCI术后药物治疗是否存在副作用（抗血小板药物相关出血、他汀类相关副作用及其他药物等，可见相关章节内容）。

4）是否存在合并症及并发症等。

（2）复查内容包括但不限于以下检查（由心内科医生根据患者具体情况决定）：血液化验、心电图、X线胸片、超声心动图（特别是合并心肌梗死、心功能不全或心力衰竭病史及瓣膜病等器质性心脏病的患者)、动态心电图、动态血压等。

(三)术后3个月和6个月复诊

1. 无症状的患者　复查内容同第一个月;复查内容包括但不限于以下检查(由心内科医生根据患者具体情况决定): 血液化验、心电图、X线胸片、超声心动图(特别是合并心肌梗死、心功能不全或心力衰竭病史及瓣膜病等器质性心脏病的患者)。

2. 有症状的患者

(1)心内科医生评估存在典型的心肌缺血症状者,建议及时行冠状动脉造影检查。

(2)心内科医生评估非典型心肌缺血症状者,评估是否存在运动试验禁忌,如无禁忌建议行功能学评估(包括运动/药物负荷心肌显像、运动平板心电图检查等)。

(3)运动试验阳性的中高危患者建议行冠状动脉造影检查。

(4)评估是否存在心律失常、心力衰竭等症状,并进行相应的检查。

(四)术后9 ~ 12个月复诊

1. 无症状的患者

(1)高危患者:(如左主干)PCI术后,无论是否存在心肌缺血症状,建议常规行影像学检查评估,冠状动脉CT或冠状动脉造影[可根据情况行腔内影像学检查:血管内超声(IVUS)或光学相干断层扫描(OCT)],必要时应进行功能学评估,如运动心肌显像、血流储备分数(FFR)、瞬时无波形比率数(iFR)、定量血流分数(QFR)等。

(2)非高危患者:应常规行缺血心肌的评估,包括运动心肌显像、运动心电图、动态心电图等检查,可结合影像学检查如冠状动脉CT或冠状动脉造影,由医生根据情况决定相应的检查项目。

2. 有症状的患者　无论是否高危患者,无造影禁忌证者均建议行冠状动脉造影检查。

(五)不同合并症患者复诊和随访时的内容

1. 急性心肌梗死

(1)所有患者应进行生活方式干预(戒烟、饮食、饮酒和减重)和危险因素控制。

（2）所有患者均应进行以运动为基础的心脏康复。

（3）强调生活方式及危险因素控制和药物治疗的依从性。

（4）所有患者长期维持阿司匹林75～100mg qd。

（5）DAPT治疗12个月，除非存在出血或其他禁忌证。

（6）胃肠道出血的高危患者建议服用PPI治疗。

（7）合并心力衰竭和/或LVEF≤40%的所有患者均需口服β受体阻滞剂治疗，除非存在禁忌证。

（8）尽早开始强化他汀治疗，并长期维持，除非存在禁忌证。

（9）低密度脂蛋白胆固醇（LDL-C）目标值＜1.8mmol/L，或较基线水平至少下降50%（1.8～3.5mmol/L）。

（10）硝酸酯类药物对于存在残余心肌缺血的患者可以缓解心绞痛症状。

（11）钙通道阻滞剂可用于β受体阻滞剂存在禁忌的患者（如阻塞性气道疾病），应先除外心力衰竭和左心室功能不全。也可用于存在明确高血压或残余心肌缺血的患者。

（12）出院前LVEF≤40%的患者，完全性血运重建且口服最佳药物治疗6～12周后复查超声心动图，评估是否存在ICD一级预防的指征。

2．合并心力衰竭

（1）STEMI合并心力衰竭、左心室功能不全、糖尿病或前壁心肌梗死时，应在24小时内开始ACEI类药物治疗，无法耐受ACEI者，可以考虑ARB替代治疗，如无禁忌证，应长期维持。

（2）LVEF≤40%，心力衰竭或糖尿病，已经接受ACEI和β受体阻滞剂者，建议加用盐皮质激素受体拮抗剂治疗，避免出现肾衰竭或高钾血症。

（3）出院前LVEF≤40%的患者，完全性血运重建且口服最佳药物治疗6～12周后复查超声心动图，评估是否存在ICD一级预防的指征。

（4）慢性心力衰竭的药物治疗应遵循相应指南。

3．合并心律失常

（1）无症状和不影响血流动力学的室性心律失常不建议抗心律失常药物治疗。

（2）合并房颤的患者是否需要长期口服抗凝药治疗，应根据CHA2DS2-VASc评分评估血栓栓塞的风险，评分≥2分者存在抗凝治疗指征。

（3）房颤的治疗应依据相应指南进行节律控制或心室率控制。

（4）联合应用口服抗凝药物者应加强出血事件的评估和监测。

（5）心肌缺血导致室性心动过速或室颤复发的患者，应尽快行冠状动脉造影检查和血运重建。

（6）完全性血运重建和最佳药物治疗后仍存在室性心动过速或室颤的患者，作为二级预防植入ICD，必要时可行导管射频消融术。

（7）存在心动过缓或房室传导阻滞的患者，除外急性心肌缺血因素后，如存在血流动力学异常应考虑起搏器治疗。

（8）心肌梗死后超过6周，最佳药物治疗超过3个月，仍存在NYHA分级Ⅱ～Ⅲ级，LVEF≤35%，预期寿命超过1年的患者，建议植入ICD降低猝死的风险（一级预防）。

4. 合并慢性肾功能不全

（1）对合并CKD的PCI术后患者，需要兼顾出血和缺血风险，同时根据eGFR来选择合适的抗栓药物及DAPT时长（见第二章）。

（2）冠心病PCI术后患者的药物治疗应考虑对肾功能的影响，选择对肾脏影响小的药物，并加强对肾功能的随访。

三、专业建议如何落地和执行(图3-1)

（1）患者住院期间可由专业人员进行二级预防和心脏康复知识的宣教。

（2）术后心内科专科门诊定期随诊复查，心内科医生应督促患者积极进行包括心脏康复在内的二级预防措施。

（3）术后1个月、3个月时心脏康复门诊就诊。由专业医生制订系统的康复计划。并尽量制订可居家进行的心脏康复计划，以避免患者因为交通不便或时间问题无法按时到医院进行心脏康复（见第七章）。

（4）可建立PCI术后患者微信群，或采用远程医疗方式，安排固定人员对术后随访管理的问题进行指导。

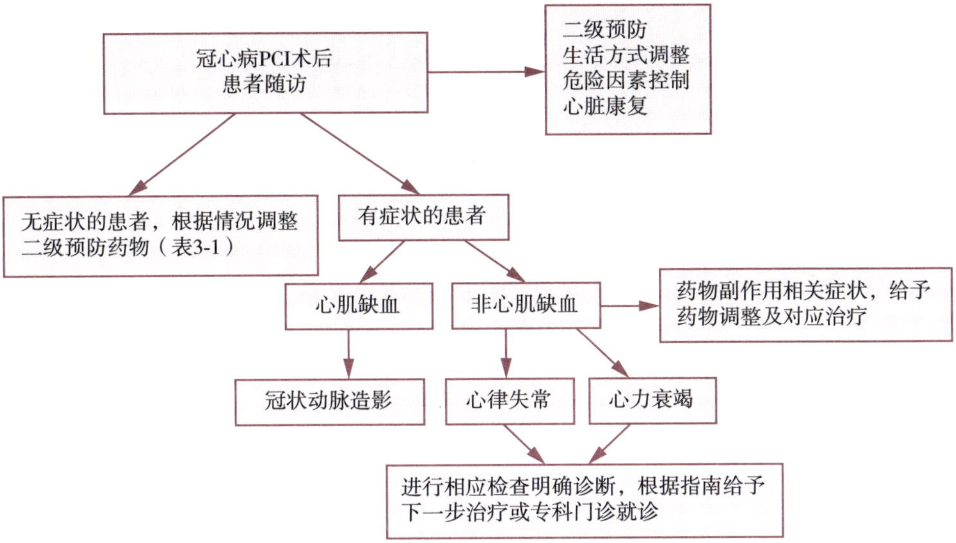

图3-1 PCI术后患者随访流程

(5) 定期进行关于术后随访的讲座，或通过科普文章在公众平台进行术后随访知识的推送。

(6) 可穿戴式运动设备可以增加患者参与有氧运动的依从性。

参考文献

[1] PARASCA C A, HEAD S J, MILOJEVIC M, et al. Incidence, characteristics, predictors, and outcomes of repeat revascularization after percutaneous coronary intervention and coronary artery bypass grafting: the SYNTAX trial at 5 years [J]. JACC Cardiovasc Interv, 2016, 9 (24): 2493-2507.

[2] NEUMANN F J, SOUSA-UVA M, AHLSSON A, et al. 2018 ESC/EACTS Guidelines on myocardial revascularization [J]. Eur Heart J, 2019, 40 (2): 87-165.

[3] BYRNE R A, JONER M, KASTRATI A. Stent thrombosis and restenosis: what have we learned and where are we going? The Andreas Grüntzig Lecture ESC 2014 [J]. Eur Heart J, 2015, 36 (47): 3320-3331.

[4] CASSESE S, BYRNE R A, TADA T, et al. Incidence and predictors of restenosis after coronary stenting in 10 004 patients with surveillance angiography [J]. Heart, 2014, 100 (2): 153-159.

[5] AOKI J, TANABE K. Mechanisms of drug-eluting stent restenosis [J]. Cardiovasc Interv Ther, 2021, 36 (1): 23-29.

[6] MOUSSA I D, MOHANANEY D, SAUCEDO J, et al. Trends and outcomes of restenosis after coronary stent implantation in the United States [J]. J Am Coll Cardiol, 2020, 76 (13): 1521-1531.
[7] WANG J L, QIN Z, WANG Z J, et al. New predictors of in-stent restenosis in patients with diabetes mellitus undergoing percutaneous coronary intervention with drug-eluting stent [J]. J Geriatr Cardiol, 2018, 15 (2): 137-145.
[8] SHLOFMITZ E, IANTORNO M, WAKSMAN R. Restenosis of drug-eluting stents: a new classification system based on disease mechanism to guide treatment and state-of-the-art review [J]. Circ Cardiovasc Interv, 2019, 12 (8): e007023.
[9] CLARE J, GANLY J, BURSILL C A, et al. The mechanisms of restenosis and relevance to next generation stent design [J]. Biomolecules, 2022, 12 (3): 430.
[10] JINNOUCHI H, KURAMITSU S, SHINOZAKI T, et al. Difference of tissue characteristics between early and late restenosis after second-generation drug-eluting stents implantation-an optical coherence tomography study [J]. Circ J, 2017, 81 (4): 450-457.
[11] CLAESSEN B E, HENRIQUES J P, JAFFER F A, et al. Stent thrombosis: a clinical perspective [J]. JACC Cardiovasc Interv, 2014, 7: 1081-1092.
[12] IAKOVOU I, SCHMIDT T, BONIZZONI E, et al. Incidence, predictors, and outcome of thrombosis after successful implantation of drug-eluting stents [J]. JAMA, 2005, 293 (17): 2126-2130.
[13] SCHULZz S, SCHUSTER T, MEHILLI J, et al. Stent thrombosis after drug-eluting stent implantation: incidence, timing, and relation to discontinuation of clopidogrel therapy over a 4-year period [J]. Eur Heart J, 2009, 30 (22): 2714-2721.
[14] LEMESLE G, TRICOT O, MEURICE T, et al. Incident myocardial infarction and very late stent thrombosis in outpatients with stable coronary artery disease [J]. J Am Coll Cardiol, 2017, 69 (17): 2149-2156.
[15] ULLRICH H, MÜNZEL T, GORI T. Coronary stent thrombosis-predictors and prevention [J]. Dtsch Arztebl Int, 2020, 117 (18): 320-326.
[16] PANAICH S S, GIROTRA S. Recurrent stent thrombosis: an interventionalist's nightmare [J]. J Am Heart Assoc, 2021, 10 (9): e020728.
[17] TRENK D, STONE G W, GAWAZ M, et al. A randomized trial of prasugrel versus clopidogrel in patients with high platelet reactivity on clopidogrel after elective percutaneous coronary intervention with implantation of drug-eluting stents: results of the TRIGGER-PCI (Testing Platelet Reactivity in Patients Undergoing Elective Stent Placement on Clopidogrel to Guide Alternative Therapy with Prasugrel) study [J]. J Am Coll Cardiol, 2012, 59 (24): 2159-2164.
[18] COLLET J P, CUISSET T, RANGE G, et al. Bedside monitoring to adjust antiplatelet therapy for coronary stenting [J]. N Engl J Med, 2012, 367 (22): 2100-2109.

[19] PRICE M J，BERGER P B，TEIRSTEIN P S，et al. Standard-vs high-dose clopidogrel based on platelet function testing after percutaneous coronary intervention：the GRAVITAS randomized trial [J]. JAMA，2011，305（11）：1097-1105
[20] GÉNÉREUX P，PALMERINI T，CAIXETA A，et al. Quantification and impact of untreated coronary artery disease after percutaneous coronary intervention：the residual SYNTAX（Synergy Between PCI with Taxus and Cardiac Surgery）score [J]. J Am Coll Cardiol，2012，59（24）：2165-2174.
[21] MALKIN C J，GEORGE V，GHOBRIAL M S，et al. Residual SYNTAX score after PCI for triple vessel coronary artery disease：quantifying the adverse effect of incomplete revascularisation [J]. EuroIntervention，2013，8（11）：1286-1295.
[22] PARK T K，HAHN J Y，YANG J H，et al. Modified residual SYNTAX score and clinical outcomes in patients with multivessel disease undergoing percutaneous coronary intervention [J]. EuroIntervention，2017，13（1）：87-96.
[23] SONG Y，GAO Z，TANG X. Impact of residual SYNTAX score on clinical outcomes after incomplete revascularisation percutaneous coronary intervention：a large single-centre study [J]. EuroIntervention，2017，13（10）：1185-1193.
[24] SONG Y，GAO Z，TANG X F，et al. Impact of residual SYNTAX score and its derived indexes on clinical outcomes after percutaneous coronary intervention：data from a large single center [J]. Chin Med J（Engl），2018，131（12）：1390-1396.
[25] GAO G，ZHANG D，SONG C，et al. Integrating the residual SYNTAX score to improve the predictive ability of the age，creatinine，and ejection fraction（ACEF）score for cardiac mortality in percutaneous coronary intervention patients [J]. Catheter Cardiovasc Interv，2020，95（S1）：534-541.
[26] YAN L，LI P，WANG Y，et al. Impact of the residual SYNTAX score on clinical outcomes after percutaneous coronary intervention for patients with chronic renal insufficiency [J]. Catheter Cardiovasc Interv，2020，95（S1）：606-615.
[27] YAN L，LI P，WANG Y，et al. The incremental prognostic value of the clinical residual SYNTAX score for patients with chronic renal insufficiency undergoing percutaneous coronary intervention [J]. Front Cardiovasc Med，2021，8：647-720.
[28] LEE J M，HWANG D，CHOI K H，et al. Prognostic impact of residual anatomic disease burden after functionally complete revascularization [J]. Circ Cardiovasc Interv，2020，13（9）：e009232.
[29] KOBAYASHI Y，LØNBORG J，JONG A，et al. Prognostic value of the residual SYNTAX score after functionally complete revascularization in ACS [J]. J Am Coll Cardiol，2018，72（12）：1321-1329.
[30] BOROVAC J A，D'AMARIO D，VERGALLO R，et al. Neoatherosclerosis after drug-eluting stent implantation：a novel clinical and therapeutic challenge [J]. Eur Heart J Cardiovasc Pharmacother，2019，5（2）：105-116.

[31] NAKAMURA D，DOHI T，ISHIHARA T，et al. Predictors and outcomes of neoatherosclerosis in patients with in-stent restenosis [J]. EuroIntervention，2021，17（6）：489-496.
[32] TANIWAKI M，WINDECKER S，ZAUGG S，et al. The association between in-stent neoatherosclerosis and native coronary artery disease progression：a long-term angiographic and optical coherence tomography cohort study [J]. Eur Heart J，2015，36（32）：2167-2176.
[33] IBANEZ B，JAMES S，AGEWALL S，et al. 2017 ESC Guidelines for the management of acute myocardial infarction in patients presenting with ST-segment elevation：The Task Force for the management of acute myocardial infarction in patients presenting with ST-segment elevation of the European Society of Cardiology（ESC）[J]. Eur Heart J，2018，39（2）：119-177.
[34] LAWTON J S，TAMIS-HOLLAND J E，BANGALORE S，et al. 2021 ACC/AHA/SCAI Guideline for Coronary Artery Revascularization：a report of the American College of Cardiology/American Heart Association Joint Committee on Clinical Practice Guidelines [J]. Circulation，2022，145（3）：e18-e114.
[35] NEUMANN F J，SOUSA-UVA M，AHLSSON A，et al. 2018 ESC/EACTS Guidelines on myocardial revascularization [J]. EuroIntervention，2019，14（14）：1435-1534.
[36] MORROW D A. 心肌梗死——Brauwald心脏病学 [M]. 杨跃进，杨伟宪，窦克非，等译. 北京：北京大学医学出版社，2021.
[37] 中华医学会心血管病学分会动脉粥样硬化与冠心病学组，中华医学会心血管病学分会介入心脏病学组，中国医师协会心血管内科医师分会血栓防治专业委员会，等. 冠心病双联抗血小板治疗中国专家共识 [J]. 中华心血管病杂志，2021，49（5）：432-454.

执笔：王　曼

审校：杨跃进　杨伟宪

第四章

血压管理

一、目前该领域的循证证据

（一）血压控制目标

血压控制水平与冠心病PCI术后心血管不良事件密切相关，良好的血压管理可以降低心、脑、肾及血管事件和死亡风险。目前《2017年美国ACC/AHA高血压指南》《2018年中国高血压防治指南》《2020年国家基层高血压防治管理指南》推荐，如果冠心病人群可以耐受，建议降压目标为＜130/80mmHg，《2018年欧洲ESC/ESH高血压指南》建议血压控制目标不低于120/70mmHg，《2019年中国老年高血压管理指南》建议对于年龄≥80岁者，血压控制目标为＜150/90mmHg，如耐受性良好，可进一步降至140/90mmHg以下。但针对于PCI术后血压控制的目标值尚缺乏确切的证据，有待进一步的研究。相关循证证据显示，2017年一项美国的系统评价结果显示，平均收缩压（SBP）降低至120～124mmHg相比于平均SBP降低至130～134mmHg主要心血管事件风险降低（HR＝0.71，95%CI 0.60～0.83）。2018年发表的一项美国的队列研究结果显示，与SBP 120～130mmHg、舒张压（DBP）70～79mmHg相比，SBP＜120mmHg、DBP＜69mmHg与全因死亡率增加相关（HR＝1.60，95%CI 1.33～1.91）。冠心病患者PCI术后的血压控制应强调个体化，建议综合年龄、血压水平、心血管危险因素和临床合并症决定血压的控制范围。

（二）非药物治疗

生活干预对冠心病PCI术后患者是合理有效的，目的是降低血压、控制其他危险因素和临床情况。所有患者都应该采用生活干预，并且连续贯穿血压控制的全过程，主要包括饮食干预、运动干预、心理干预、戒烟干预。

1. 饮食干预　肥胖、酗酒、高盐饮食是冠心病人群的高危因素，多项临床研究结果显示，高脂、高盐、酗酒等饮食习惯与冠心病患者血压控制不佳和心血管风险事件增加相关。合理膳食模式可以降低人群高血压、心血管疾病的发病风险。相关研究表明，富含水果、蔬菜和低脂乳制品的饮食模式可以使正常人群的SBP和DBP分别降低5.5mmHg和3.0mmHg（P＜0.001），使高血压患者的SBP和DBP分别降低11.4mmHg和5.5mmHg（P＜0.001）。因此建议冠心病患者PCI术后减少钠盐的摄入，增加钾盐的摄入，平衡膳食，以水果、蔬菜、低脂奶制品、富含膳食纤维的全谷物、植物来源的蛋白质为主，减少饱和脂肪和胆固醇摄入，限制饮酒或戒酒。

2. 运动干预　运动心脏康复治疗可以降低血压、减少心肌梗死发生率、小幅减少全因死亡率及大幅减少全因住院率。一项英国的临床研究显示，与无运动的人群相比，基于运动的心脏康复能降低心血管死亡率（*RR*＝0.74, 95%*CI* 0.64～0.86），并能降低住院的总体风险（*RR*＝0.82，95%*CI* 0.70～0.96）。一项美国的系统评价显示有氧运动平均降低SBP和DBP 3.84mmHg（95%*CI* 2.72～4.97）和2.58mmHg（95%*CI* 1.81～3.55）。建议冠心病患者PCI术后进行合理的运动。

3. 心理干预　精神紧张多发于冠心病PCI术后患者，其可以激活交感神经从而使血压升高，合理的心理干预可以有效降低血压升高引起的心血管事件风险。常见的精神紧张包括抑郁症、焦虑症、A型性格、社会孤立和缺乏社会支持等。一项英国的系统性评价显示，心理干预能减少心血管死亡率（*RR*＝0.79，95%*CI* 0.63～0.98）。因此，建议对冠心病PCI术后患者进行压力管理，并指导患者进行个体化认知行为干预，以减少心血管事件风险。

4. 戒烟干预　吸烟是高血压合并冠心病的重要危险因素，戒烟可以降低血压水平，减少冠状动脉再狭窄和心血管疾病的风险。一项印度尼西亚的队列研究表明，戒烟可分别降低男性（平均值16.64mmHg，SE 21.39mmHg）和女性（平均值24.78mmHg，SE 23.25mmHg）收缩压。一项美国的临床研究显示，相对于术后戒烟患者，吸烟能增加冠状动脉再狭窄率（55% *vs.* 38%，*P*＝0.03）。因此，对于PCI术后的高血压患者，强烈建议患者戒烟。

（三）药物治疗

1. β受体阻滞剂　可以抑制交感神经活性，并可以通过对心脏的负性肌力、负性频率作用降低血压，同时能够降低心肌耗氧量，改善心肌缺血，减少心绞痛的发作。β受体阻滞剂包括高选择性β受体阻滞剂（如美托洛尔和比索洛尔）、非选择性β受体阻滞剂（如普萘洛尔）、兼具α与β受体的阻滞剂（如阿罗洛尔、卡维地洛）。研究显示，高选择性β受体阻滞剂有明确的抗心绞痛/抗缺血作用，能降低心血管事件的风险。一项澳大利亚的比较性研究显示，使用β受体阻滞剂的患者与较低的死亡率相关（*HR*＝0.87，95%*CI* 0.78～0.97，*P*＝0.014）。一项韩国的随机对照试验显示，β受体阻滞剂治疗与全因死亡率（$HR=0.633$，95%CI 0.464 ~ 0.863；$P=0.004$）和心源性死亡（$HR=0.47$，95%CI 0.32 ~ 0.70；$P<0.001$）降低有关。其常见的不良反应有疲劳、肢端冷感、胃肠道不适等，对于合并有严重心动过缓、高度房室传导阻滞、哮喘的患者应禁止使用该药物。长期服用β受体阻滞剂的患者，切记不可私自停止用药，要在医生的指导下逐渐停药，以防停药后反射性的血压升高。

2. 血管紧张素转换酶抑制剂（ACEI） 可抑制血管紧张素转换酶，减少血管紧张素Ⅱ的生成，从而发挥降压作用。对于冠心病患者，ACEI可以减少心血管死亡、非致死性心肌梗死、卒中等事件的风险。HOPE研究纳入9297例高血压高危患者，其中80%有冠心病病史，分为雷米普利组和安慰剂组，平均随访5.0年，雷米普利组死亡率较安慰剂组降低22%。EUROPA研究平均随访4.2年，观察到培哚普利组可使稳定性冠心病患者发生复合终点事件（心血管死亡、心肌梗死或心搏骤停）的风险降低20%。一项韩国的临床研究显示，在倾向性评分匹配的急性心肌梗死组中，ACEI组的全因死亡发生率显着低于ARB组（$HR=0.823$，95%CI 0.715 ~ 0.947；$P=0.006$）。在倾向性评分匹配的心绞痛组中，ACEI和ARB组的全因死亡率没有差异（$HR=1.113$，95%CI 0.986 ~ 1.257；$P=0.084$）。ACEI特别适用于高血压伴稳定型心绞痛、心肌梗死后心功能不全的患者。ACEI常见的不良反应为干咳，多见于用药初期，症状较轻者可坚持服药，不能耐受者可改用ARB。长期应用ACEI有可能导致血钾升高，应定期监测血钾和血肌酐水平。合并严重双侧肾动脉狭窄、高钾血症及妊娠的患者应禁止使用该药物。

3. 血管紧张素Ⅱ受体阻滞剂（ARB） 通过阻断Ang-Ⅱ 1型受体发挥降压作用。在冠心病患者PCI术后，ARB可以降低全因死亡率、复发心肌梗死率，促进血运重建。VALUE研究纳入人群中有近50%为冠心病患者，结果显示ARB类药物能够减少复合心血管事件（心血管死亡、致死性/非致死性心肌梗死等）风险。一项韩国的临床研究显示，ARB组与ACEI组全因死亡原因和复发性心肌梗死之间没有差异，但血运重建的发生率（4.0% *vs.* 7.1%，$P=0.002$），ACEI组低于ARB组。ARB可以作为ACEI不耐受的替代用药，对于合并双侧肾动脉狭窄、高钾血症的患者应禁止使用该药物。

4. 钙通道阻滞剂（CCB） 可以阻断钙离子通道，使血管扩张发挥降压作用，同时可以扩张冠状动脉，解除冠状动脉痉挛，改善心肌供血。一项比利时的系统性评价结果显示，与对照组相比，CCB治疗后再狭窄发生率减少（$OR=0.78$，95%CI 0.64～0.95；$P=0.01$），临床事件发生率降低（$RR=0.61$，95%CI 0.47～0.80；$P<0.001$）。一项日本的临床研究发现，与未使用CCB的患者相比，PCI术后使用CCB能降低支架内血栓的发生率（0.3% *vs.* 0.9%，$P=0.016$）。二氢吡啶类CCB没有绝对禁忌证，但可因激活交感神经导致面色潮红、心率加快、牙龈增生、踝部水肿等不良反应。非二氢吡啶类CCB可以抑制心脏收缩和传导功能，产生严重的房室传导阻滞，对于有心力衰竭的患者应禁止使用，因此患者在使用前应主动向医生询问，并定期复查心电图。

二、本指南的专业建议

冠心病患者PCI术后应根据血压情况和总体的心血管事件风险确定血压的控制目标，以及选择合适的非药物治疗措施和药物治疗措施。

（一）血压控制目标

冠心病患者PCI术后，推荐血压控制在130/80mmHg以下，且舒张压不低于60mmHg。年龄＞80岁的患者，血压应缓慢降至150/90mmHg，耐受可降至140/90mmHg以下。合并心力衰竭的患者，推荐降压目标为140/90mmHg以下，如可耐受则降低至＜130/80mmHg。合并糖尿病的患者，推荐降压目标为130/80mmHg以下，不低于120/70mmHg。合并慢性肾脏病的患者，推荐降压目标＜140/90mmHg，如出现明显蛋白尿，血压控制目标为＜130/80mmHg。冠心病患者PCI术后血压控制强调个体化管理，应综合年龄、血压水平、心血管危险因素和临床合并症调整血压的控制范围。

（二）非药物治疗

1. 饮食干预 为对冠心病PCI术后患者进行良好的血压控制，钠的摄入量减少至2400mg/d（6g氯化钠）。所有患者均应该限制钠盐摄入量，包括：①减少烹调用盐及含钠高的调味品（包括味精、酱油）。②避免或减少含钠盐量较高的加工食品，如咸菜、火腿、各类炒货和腌制品。③建议在烹调时尽可能使用定量盐勺，以起到警示的作用。增加钾盐的摄入：①增加富钾食物（新鲜蔬菜、水果和豆类）的摄入量。②肾功能良好者可选择低钠富钾替代盐。不建议服用钾补充剂（包括药物）来降低血压。肾功能不全者补钾前应咨询医生。

饮食模式应该以水果、蔬菜、低脂奶制品、富含食用纤维的全谷物、植物来源的蛋白质为主，减少饱和脂肪和反式脂肪酸的摄入。有关饮食脂肪的推荐参见《中国成人血脂异常防治指南（2016年修订版）》。

建议患者戒酒，如需饮酒，则应少量并选择低度酒，避免饮用高度烈性酒。每日酒精摄入量男性不超过25g，女性不超过15g；每周酒精摄入量男性不超过140g，女性不超过80g。白酒、葡萄酒、啤酒摄入量分别少于50ml、100ml、300ml。

2. 运动干预　规律运动可以有效协助血压管理，建议患者术后除日常生活的活动外，每周4～7天，每天累计30～60分钟的中等强度有氧运动（如步行、慢跑、骑自行车、游泳等），可适度安排抗阻和平衡运动。中等强度有氧运动指能达到最大心率［最大心率（次/分）＝220－年龄］的60%～70%的运动。运动强度和运动时间应该根据恢复情况和耐受性进行综合评估。

3. 心理干预　减轻精神压力，保持心理平衡和良好睡眠。对于PCI术后出现心理焦虑、抑郁等情绪失控的患者，建议进行心理咨询或前往专业的机构进行心理辅导，减少情绪变化引起的血压波动。

4. 戒烟干预　对于有吸烟习惯的患者，应强烈建议其戒烟，以降低血压和心血管风险。戒烟过程中，如戒断症状明显，可以应用尼古丁替代疗法类药物、盐酸安非他酮缓释片和酒石酸伐尼克兰片等药物进行干预，切记在医生的指导下使用药物。

（三）药物治疗

对于冠心病PCI术后的患者，推荐β受体阻滞剂或ACEI作为降压首选用药。如血压控制不佳，需要联合药物治疗，可根据患者情况增加其他药物，如有心绞痛症状，可使用CCB；如有陈旧性心肌梗死、左心室收缩功能障碍的患者，可使用ACEI，ARB可以作为ACEI的替代用药，用于ACEI不耐受的患者；血管紧张素受体neprilysin抑制剂（ARNI）在降压的同时，可以改善心脏重构，减少心力衰竭事件的发生，可用于合并心力衰竭的患者，且禁止与ACEI类药物合并使用，但目前在冠心病PCI术后应用ARNI的研究仍较少。在治疗阶段，患者应定期监测血压、血钾、心功能等。临床医生应该根据患者的血压水平、危险因素和临床合并症等情况协助患者制订个体化的降压药物方案。患者应按照医生的方案治疗，切不可私自调整药物（表4-1）。

表4-1 降压药物分类、剂量及注意事项

类别	降压药物	每日剂量（mg/d）	每日服药次数	注意事项
β受体阻滞剂	比索洛尔	2.5 ～ 10	1	不良反应：疲劳、肢端冷感、胃肠道不适等 禁用：严重心动过缓、高度房室传导阻滞、哮喘等 避免私自停药
	阿替洛尔	12.5 ～ 50	1 ～ 2	
	酒石酸美托洛尔	25 ～ 100	2	
	琥珀酸美托洛尔	23.75 ～ 160	1	
	普奈洛尔	20 ～ 90	2 ～ 3	
	倍他洛尔	5 ～ 20	1	
α、β受体阻滞剂	阿罗洛尔	10 ～ 20	1 ～ 2	不良反应：直立性低血压、哮喘
	卡维地洛	12.5 ～ 50	1 ～ 2	
	拉贝洛尔	200 ～ 600	2	
ACEI	卡托普利	25 ～ 300	2 ～ 3	不良反应：干咳、血钾升高等 禁用：双侧肾动脉狭窄、有服用ACEI发生血管性水肿病史、血肌酐＞265.2μmol/L等
	贝那普利	5 ～ 40	1 ～ 2	
	依那普利	2.5 ～ 40	1 ～ 2	
	雷米普利	1.25 ～ 20	1	
	培哚普利	4 ～ 8	1	
	福辛普利	10 ～ 40	1	
	赖诺普利	2.5 ～ 40	1	
	西拉普利	1.25 ～ 5	1	
	咪哒普利	4 ～ 8	1	

续 表

类别	降压药物	每日剂量（mg/d）	每日服药次数	注意事项
ARB	缬沙坦	80 ～ 160	1	不良反应：干咳、血钾升高等 禁用：双侧肾动脉狭窄、有服用ACEI发生血管性水肿病史、血肌酐＞265.2μmol/L等 ARB可作为ACEI不耐受的替代药物 ACEI与ARB不应合并使用
	氯沙坦	25 ～ 100	1	
	厄贝沙坦	150 ～ 300	1	
	坎地沙坦	4 ～ 32	1	
	替米沙坦	20 ～ 80	1	
	奥美沙坦	20 ～ 40	1	
	阿利沙坦	240	1	
CCB（二氢吡啶类）	硝苯地平	10 ～ 30	2 ～ 3	无绝对禁忌证 不良反应：面色潮红、心率增快、牙龈增生、踝部水肿等
	硝苯地平控释片	30 ～ 60	1	
	硝苯地平缓释片	10 ～ 80	2	
	苯磺酸氨氯地平	2.5 ～ 10	1	
	马来酸左旋氨氯地平	1.25 ～ 5	1	
	非洛地平	2.5 ～ 10	1	
	拉西地平	4 ～ 8	1	
	乐卡地平	10 ～ 20	1	
	西尼地平	5 ～ 10	1	
	贝尼地平	4 ～ 8	1	
	尼群地平	20 ～ 60	2 ～ 3	
	马尼地平	5 ～ 20	1	

续 表

类别	降压药物	每日剂量（mg/d）	每日服药次数	注意事项
CCB（非二氢吡啶类）	维拉帕米	80 ～ 480	2 ～ 3	不良反应：心动过缓、传导阻滞等 禁用：心力衰竭等
	维拉帕米缓释片	120 ～ 480	1 ～ 2	
	地尔硫䓬	90 ～ 180	2 ～ 3	
	地尔硫䓬缓释片	90 ～ 360	1 ～ 2	

注：药物的不良反应属于少见现象，不代表异常表现，切不可因此停止用药。如出现不良反应，应由临床医生进行药物调整，患者不可私自调整药物用法和剂量。

三、专业建议如何落地和执行

（一）制订合理的血压管理策略

临床医生在患者出院前，应该为患者制订合理的血压管理策略。出院4 ～ 6周后对患者进行随访，评估患者血压控制、心血管风险和药物使用情况，针对性地调整血压管理策略。如患者血压控制稳定，则可3 ～ 6个月后再进行随访，每次随访需根据情况调整策略，并且要求患者每天进行家庭血压自测并记录血压的变化情况。

（二）借助互联网的综合管理模式

借用互联网的互联互传功能，通过“串联”移动手机、移动互联网、家庭血压检测仪和手机血压管理APP，打破传统的“患者－医院－医生”的信息传递模式，使医生能够直接快速获得患者最真实的血压数据。患者可以通过APP上传每日血压监测数值、服药情况、运动状态、饮食模式等信息，由APP自动判断血压管理和生活作息管理质量，同时医生通过解读APP获得的数据向患者提供最新的血压管理策略，患者也能借助APP提供的健康知识，自发地完善非药物治疗措施，实现血压管理的良性循环。

冠心病患者PCI术后血压控制目标为降至＜130/80mmHg。血压管理包括非药物治疗和药物治疗。前者包括饮食干预、心理干预、运动干预、戒烟干预；后者包括β受体阻滞剂、血管紧张素转换酶抑制剂、血管紧张素Ⅱ受体阻滞剂、钙通道阻滞剂。PCI术后应定期随访，术后4～6周随访评估血压情况，进行规律家庭血压测量，调整血压控制策略。如血压控制稳定，术后3～6个月再次随访评估血压情况。

参考文献

[1] GAN L，SUN D，CHENG Y，et al．Post-operative blood pressure and 3-year major adverse cardiac events in Chinese patients undergoing PCI［J］．BMC Cardiovasc Disord，2021，21（1）：623．

[2] YUN D，CHOI Y，LEE S P，et al．Blood pressure and renal progression in patients undergoing percutaneous coronary intervention［J］．Am J Hypertens，2020，33（7）：676-684．

[3] LEE C W，LEE J K，CHOI Y J，et al．Blood pressure and mortality after percutaneous coronary intervention：a population-based cohort study［J］．Sci Rep，2022，12（1）：2768．

[4] WHELTON P K，CAREY R M，ARONOW W S，et al．2017 ACC/AHA/AAPA/ABC/ACPM/AGS/APhA/ASH/ASPC/NMA/PCNA Guideline for the Prevention，Detection，Evaluation，and Management of High Blood Pressure in Adults：Executive Summary：a report of the American College of Cardiology/American Heart Association Task Force on Clinical Practice Guidelines［J］．Circulation，2018，138（17）：e426-e483．

[5] 中国高血压防治指南修订委员会，高血压联盟（中国），中华医学会心血管病学分会，等．中国高血压防治指南（2018年修订版）［J］．中国心血管杂志,2019,24（1）：24-56．

[6] 国家心血管病中心，国家基本公共卫生服务项目基层高血压管理办公室，国家基层高血压管理专家委员会．国家基层高血压防治管理指南2020版［J］．中国医学前沿杂志（电子版），2021，13（4）：26-37．

[7] WILLIAMS B，MANCIA G，SPIERING W，et al．2018 ESC/ESH Guidelines for the management of arterial hypertension［J］．Eur Heart J，2018，39（33）：3021-3104．

[8] 中国老年医学学会高血压分会，国家老年疾病临床医学研究中心中国老年心血管病防治联盟．中国老年高血压管理指南2019［J］．中华老年病研究电子杂志，2019，6（2）：1-27．

[9] LEVINE G N，BATES E R，BLANKENSHIP J C，et al．2011 ACCF/AHA/SCAI Guideline for Percutaneous Coronary Intervention：executive summary：a report of the American College of Cardiology Foundation/American Heart Association Task Force on Practice Guidelines and the Society for Cardiovascular Angiography and Interventions［J］．Catheter Cardiovasc Interv，2012，79（3）：453-495．

[10] 中华医学会心血管病学分会介入心脏病学组，中国医师协会心血管内科医师分会血栓防治专业委员会，中华心血管病杂志编辑委员会．中国经皮冠状动脉介入治疗指

南（2016）[J]. 中华心血管病杂志，2016，44（5）：382-400.
[11] BUNDY J D，LI C，STUCHLIK P，et al. Systolic blood pressure reduction and risk of cardiovascular disease and mortality：a systematic review and network meta-analysis[J]. JAMA Cardiol，2017，2（7）：775-781.
[12] WOKHLU A，SMITH S M，GONG Y，et al. Mortality implications of lower DBP with lower achieved systolic pressures in coronary artery disease：long-term mortality results from the INternational VErapamil-trandolapril STudy US cohort [J]. J Hypertens，2018，36（2）：419-427.
[13] LEE Y M，KIM R B，LEE H J，et al. Relationships among medication adherence，lifestyle modification，and health-related quality of life in patients with acute myocardial infarction：a cross-sectional study [J]. Health Qual Life Outcomes，2018，16（1）：100.
[14] APPEL L J，MOORE T J，OBARZANEK E，et al. A clinical trial of the effects of dietary patterns on blood pressure. DASH Collaborative Research Group [J]. N Engl J Med，1997，336（16）：1117-1124.
[15] ANDERSON L，THOMPSON D R，OLDRIDGE N，et al. Exercise-based cardiac rehabilitation for coronary heart disease [J]. Cochrane Database Syst Rev，2016，2016（1）：CD001800.
[16] WHELTON S P，CHIN A，XIN X，et al. Effect of aerobic exercise on blood pressure：a meta-analysis of randomized，controlled trials [J]. Ann Intern Med，2002，136（7）：493-503.
[17] RICHARDS S H，ANDERSON L，JENKINSON C E，et al. Psychological interventions for coronary heart disease [J]. Cochrane Database Syst Rev，2017，4（4）：CD002902.
[18] ANDRIANI H，KOSASIH R I，PUTRI S，et al. Effects of changes in smoking status on blood pressure among adult males and females in Indonesia：a 15-year population-based cohort study [J]. BMJ Open，2020，10（4）：e038021.
[19] GALAN K M，DELIGONUL U，KERN M J，et al. Increased frequency of restenosis in patients continuing to smoke cigarettes after percutaneous transluminal coronary angioplasty [J]. American J Cardiol，1988，61（4）：260-263.
[20] PECK K Y，ANDRIANOPOULOS N，DINH D，et al. Role of beta blockers following percutaneous coronary intervention for acute coronary syndrome [J]. Heart，2021，107（9）：728-733.
[21] CHOO E H，CHANG K，AHN Y，et al. Benefit of β-blocker treatment for patients with acute myocardial infarction and preserved systolic function after percutaneous coronary intervention [J]. Heart，2014，100（6）：492-499.
[22] Heart Outcomes Prevention Evaluation Study Investigators，YUSUF S，SLEIGHT P，et al. Effects of an angiotensin-converting-enzyme inhibitor，ramipril，on cardiovascu-

lar events in high-risk patients [J]. N Engl J Med, 2000, 342 (3): 145-153.
[23] FOX K M, EURopean trial on reduction of cardiac events with perindopril in stable coronary artery disease investigators. Efficacy of perindopril in reduction of cardiovascular events among patients with stable coronary artery disease: randomised, double-blind, placebo-controlled, multicentre trial (the EUROPA study) [J]. Lancet, 2003, 362 (9386): 782-788.
[24] ANN S H, STRAUSS M H, PARK G M, et al. Comparison between angiotensin-converting enzyme inhibitor and angiotensin receptor blocker after percutaneous coronary intervention [J]. Int J Cardiol, 2020, 306: 35-41.
[25] JULIUS S, KJELDSEN S E, WEBER M, et al. Outcomes in hypertensive patients at high cardiovascular risk treated with regimens based on valsartan or amlodipine: the VALUE randomised trial [J]. Lancet, 2004, 363 (9426): 2022-2031.
[26] BYUN J K, CHOI B G, RHA S W, et al. Comparison of angiotensin-converting enzyme inhibitors and angiotensin Ⅱ receptor blockers in patients with diabetes mellitus and non-ST-segment elevation myocardial infarction who underwent successful percutaneous coronary intervention [J]. Atherosclerosis, 2018, 277: 130-135.
[27] NAGANO M, HOKIMOTO S, NAKAO K, et al. Relation between stent thrombosis and calcium channel blocker after drug-eluting stent implantation: Kumamoto Intervention Conference Study (KICS) registry [J]. J Cardiol, 2015, 66 (4): 333-340.
[28] 中国医疗保健国际交流促进会心血管病学分会. 高血压合并冠心病患者血压管理中国专家共识 [J]. 中华医学杂志, 2022, 102 (10): 717-728.
[29] DONG Y, XU Y, DING C, et al. Comparing the efficacy of angiotensin receptor-neprilysin inhibitor and enalapril in acute anterior STEMI patients after primary percutaneous coronary intervention: a prospective randomized trial [J]. Cardiovasc Diagn Ther, 2022, 12 (1): 42-54.

执笔：夏文豪　刘哲夫

审校：蔡　军　马文君

第五章

血脂管理

一、目前该领域的循证证据

（1）由于脂代谢与冠心病的发生风险、疾病进展及预后关系密切，因此，对于冠心病PCI术后的患者而言，血脂管理极其重要。其中低密度脂蛋白胆固醇（LDL-C）是血脂管理的首要靶目标。

（2）倡导健康生活方式包括健康饮食、合理运动、保持理想体重、戒烟酒等。对于冠心病PCI术后患者而言，健康饮食方面需强调低脂饮食。

（3）他汀类药物是降低LDL-C的基石性药物。大量循证证据证实他汀类药物可降低冠心病的死亡率，而且，即使在基线胆固醇不高的高危人群，他汀类药物治疗也能获益。与常规剂量他汀类药物相比，冠心病患者强化他汀类药物治疗可进一步降低心血管事件，但降低幅度不大，且不降低总死亡率。另有研究证实，他汀类药物治疗可逆转冠状动脉粥样硬化斑块（表5-1）。

表5-1 降低胆固醇药物的循证证据

临床试验	药物	主要人群	研究结果
4S	20～40mg/d辛伐他汀*vs.*安慰剂	已确诊冠心病的患者	他汀类药物可以显著降低患者全因死亡风险30%（*HR*＝0.7，95% *CI* 0.58～0.85，*P*＝0.0003）
CARE	40mg/d普伐他汀*vs.*安慰剂	心肌梗死患者（TC＜6.2mmol/L，LDL-C 3.0～4.5mmol/L）	他汀类药物显著降低首要终点事件（致死性冠心病事件和非致死性心肌梗死）风险达24%（*HR*＝0.76，95% *CI* 0.09～0.36，*P*＝0.003）
LIPID	40mg/d普伐他汀*vs.*安慰剂	心肌梗死病史或因不稳定型心绞痛入院的患者	普伐他汀降低患者因冠心病死亡风险达24%（*HR*＝0.76，95% *CI* 0.12～0.35，*P*＜0.001）。普伐他汀组患者心肌梗死风险、卒中、因冠心病死亡和冠状动脉再次血运重建风险均降低（*P*＜0.001）

续　表

临床试验	药物	主要人群	研究结果
LIPS	80mg/d氟伐他汀 *vs*.安慰剂	已成功进行首次PCI的患者	氟伐他汀可以减少PCI患者术后MACE风险（P＜0.01）。氟伐他汀有效减少患者MACE风险达22%（HR＝0.78，95% CI 0.64～0.95，P＝0.01）
PROVE-IT	40mg/d普伐他汀 *vs*. 80mg/d阿托伐他汀	因心肌梗死入院的患者	高强度他汀治疗降低主要复合终点事件（全因死亡、心肌梗死、因不稳定型心绞痛入院和卒中）风险达16%（HR＝0.84，95% CI 0.05～0.26，P＝0.005）
A to Z	首先接受40mg/d辛伐他汀1个月，然后80mg/d辛伐他汀干预*vs*.安慰剂干预4个月，然后20mg/d辛伐他汀	ACS患者	主要复合终点事件发生率两组无统计学意义（安慰剂＋辛伐他汀组：16.7%，单用辛伐他汀组14.4%，P＝0.14）。单用辛伐他汀组显示出降低患者的心血管死亡的趋势（HR＝0.75，95% CI 0.57～1.00，P＝0.05）
TNT	10mg/d阿托伐他汀*vs*. 80mg/d阿托伐他汀	冠心病患者且LDL-C＜3.38mmol/L	80mg组较10mg组显著降低患者心血管事件风险22%（HR：0.78，95% CI 0.69～0.89，P＜0.001）。
MIRACL	80mg/d阿托伐他汀*vs*.安慰剂	不稳定型心绞痛和非Q波心肌梗死的患者	他汀组显著降低患者死亡、非致死性心肌梗死、心搏骤停和再发需入院的心肌梗死复合终点事件风险达16%（HR＝0.84,95% CI 0.7～1.0，P＝0.048）
IDEAL	80mg/d阿托伐他汀*vs*. 20mg/d辛伐他汀	心肌梗死病史患者	虽然阿托伐他汀未显著降低患者不良心血管事件风险（阿托伐他汀组9.3% *vs*. 辛伐他汀组10.4%，95% CI 0.78～1.01，P＝0.07），但显著降低非致死性心肌梗死风险（阿托伐他汀组6.0% *vs*. 辛伐他汀组7.2%，95% CI 0.78～1.01，P＝0.02）

续 表

临床试验	药物	主要人群	研究结果
ASTEROID	全部接受40mg/d瑞舒伐他汀	有临床指征需进行造影的患者	与基线相比，PAV平均改变为−0.79%（97.5% *CI* −1.21% ～ −0.53%，$P<0.001$）。在目标血管病变最严重的10mm节段粥样硬化病变体积缩小5.6mm³（97.5% *CI* −6.8 ～ −4.0mm³，$P<0.001$），而粥样硬化病变总体积−12.5mm³（95% *CI* −15.1 ～ −10.5mm³）（$P<0.001$）
IMPROVE-IT	10mg/d依折麦布＋40mg/d辛伐他汀*vs.*安慰剂＋40mg/d辛伐他汀	10天内发生ACS的患者（先前使用过降脂药物，LDL-C在1.3 ～ 2.6mmol/L；若未使用降脂药物，LDL-C在1.3 ～ 3.2mmol/L）	他汀类药物联合依折麦布较单用他汀类药物进一步降低患者LDL-C水平（联合组1.4mmol/L *vs.* 单独他汀组1.8mmol/L，$P<0.001$）。联合用药组显著改善患者预后（32.7% *vs.* 34.7%，95% *CI* 0.89 ～ 0.99，$P=0.016$）。
FOURIER	依洛尤单抗*vs.*安慰剂	已确诊ASCVD患者且正在接受优化他汀类药物治疗但LDL-C水平仍＞1.8mmol/L或非HDL-C 2.6mmol/L的心血管高危风险患者	依洛尤单抗显著降低心血管死亡、心肌梗死、卒中、因不稳定型心绞痛住院或冠状动脉血运重建组成的主要复合终点的风险达15%（$HR=0.85$，95% *CI* 0.79 ～ 0.92，$P<0.001$）。依洛尤单抗显著降低心血管死亡、心肌梗死或卒中组成的关键次要复合终点的风险达20%（$HR=0.80$，95% *CI* 0.73 ～ 0.88，$P<0.001$）。
ODDSSEY	阿利西尤单抗*vs.*安慰剂	ACS患者	阿利西尤单抗治疗组和安慰剂组主要复合终点事件（冠心病死亡、非致死性心肌梗死、致死性与非致死性缺血性卒中、需入院治疗的不稳定型心绞痛）发生率分别为9.5%和11.1%（$HR=0.85$，$P=0.0003$）

（4）非他汀类降胆固醇药物：胆固醇吸收抑制剂是在肠道刷状缘水平通过与Niemann-Pick C1样蛋白1（NPC1L1）相互作用从而抑制饮食和胆汁胆固醇的肠道吸收，而不影响脂溶性营养素的吸收，包括依折麦布和国产新药海博麦布。有证据支持在他汀类药物基础上加用依折麦布可进一步降低冠心病患者不良事件，即对于急性冠脉综合征患者，在辛伐他汀基础上加用依折麦布能够进一步降低心血管事件。

（5）非他汀类降胆固醇新药：PCSK9单克隆抗体是一种已上市的新型降胆固醇药物，它靶向作用于影响LDL受体的PCSK9蛋白。PCSK9抗体结合血浆PCSK9使得细胞表面的LDLR表达增加，从而降低循环LDL-C水平。目前获批的两种全人源单克隆抗体分别是依洛尤单抗（evolocumab）和阿利西尤单抗（alirocumab）。重要研究结果提示，PCSK9单抗（依洛尤单抗或阿利西尤单抗）与安慰剂相比，主要不良心血管事件发生风险均降低15%。最新研究表明，在他汀类药物基础上联合应用PCSK9小干扰RNA（英文名inclisarin）可进一步降低LDL-C水平，将在中国获批上市。

（6）血脂指标中除LDL-C外，还包括TG、HDL-C及Lp（a）。指南中指出，对于TG的管理，如果经过他汀类药物等治疗后，TG仍＞2.3mmol/L，则建议加用贝特类药物，首选非诺贝特，不建议吉非罗齐与他汀类药物联用。最新循证证据REDUCE-IT研究支持含有EPA的ω-3多不饱和脂肪酸可以降低TG水平且降低心血管事件。由于目前没有有效升高HDL-C且降低心血管事件的药物，因此，HDL-C不作为血脂管理的主要目标。随着对Lp（a）研究的深入，人们对于Lp（a）越来越重视，尽管Lp（a）与冠心病关系密切，但现阶段尚无有效药物来降低Lp（a）水平，故针对Lp（a）水平升高者，仍强调在生活方式改善的基础上首先管理LDL-C水平至达标水平。降低Lp（a）的新药pelacarsen Ⅲ期临床试验正在进行中。

二、本指南的专业建议（图5-1）

（1）冠心病接受PCI术的患者如果危险分层处于极高危，其LDL-C目标值确定为＜1.8mmol/L；如果危险分层处于超高危，则其LDL-C目标值确定为＜1.4mmol/L且较基线降幅≥50%。他汀类药物仍是降脂治疗的基石。我国指南将

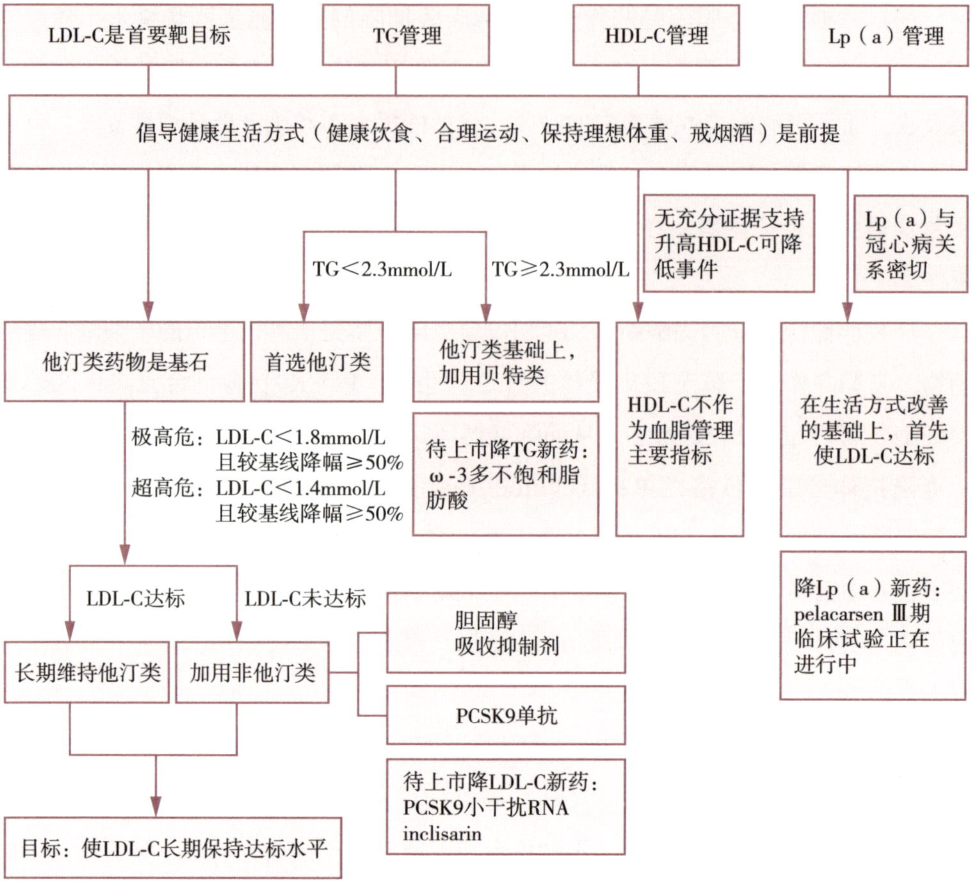

图5-1　冠心病患者PCI术后血脂管理流程

他汀类药物分为高强度他汀和中等强度他汀两大类。高强度他汀是指LDL-C降幅≥50%的他汀类药物，包括瑞舒伐他汀20～40mg/d，以及阿托伐他汀40～80mg/d（备注：瑞舒伐他汀在国内允许的最大剂量为20mg/d；阿托伐他汀80mg/d在国人中的应用经验有限，因此在中国血脂指南中不推荐）；中等强度他汀是指LDL-C降幅在≥25%～50%的他汀类药物，包括阿托伐他汀10～20mg/d，瑞舒伐他汀5～10mg/d，辛伐他汀20～40mg/d，普伐他汀20～40mg/d，洛伐他汀40mg/d，氟伐他汀20～40mg/d，氟伐他汀缓释剂型80mg/d，匹伐他汀2～4mg/d；血脂康0.6g bid（表5-2）。

表5-2 他汀类药物分类

降低胆固醇强度	药物及每日剂量
高强度（每日剂量可降低LDL-C≥50%）	阿托伐他汀40～80mg[①] 瑞舒伐他汀20mg
中等强度（每日剂量可降低LDL-C 25%～50%）	阿托伐他汀10～20mg 瑞舒伐他汀5～10mg 辛伐他汀20～40mg 氟伐他汀缓释剂型80mg 氟伐他汀20～40mg 洛伐他汀40mg 匹伐他汀2～4mg 普伐他汀20～40mg 血脂康1.2g

注：①阿托伐他汀80mg国人经验不足，请谨慎使用。

（2）本指南建议冠心病PCI术后患者，无论基线LDL-C水平如何，均需要尽早启动他汀类药物治疗，通常是中等强度他汀类药物起始，治疗4～6周复查血脂谱、肝功能和肌酸激酶等，根据他汀类药物疗效及耐受情况，进行降脂方案调整，如LDL-C水平未达标，则建议最大可耐受剂量他汀类药物与非他汀类药物联合，包括胆固醇吸收抑制剂和/或PCSK9单克隆抗体（依洛尤单抗及阿利西尤单抗）：依折麦布10mg qd。依洛尤单抗每次140mg或阿利西尤单抗每次75mg，每2周1次皮下注射。

（3）他汀类药物总体安全性良好，但其不良反应仍是临床应用中经常受到关注的问题。目前报道的主要包括肝功能异常、他汀相关肌肉症状、新发糖尿病及其他不良反应，如头痛、失眠、抑郁，以及消化不良、腹泻、腹痛、恶心等消化道症状。肝功能异常主要表现为转氨酶升高，发生率为0.5%～3.0%，呈剂量依赖性。血清丙氨酸氨基转移酶（ALT）和/或天冬氨酸氨基转移酶（AST）升高达正常值上限3

倍以上及合并总胆红素升高患者，应酌情减量或停药。对于转氨酶升高在正常值上限3倍以内者，可在原剂量或减量的基础上进行观察，部分患者经此处理转氨酶可恢复正常。失代偿性肝硬化及急性肝衰竭是他汀类药物应用禁忌证。他汀相关肌肉症状包括肌痛、肌炎、肌病及横纹肌溶解。横纹肌溶解罕见。患者有肌肉不适和/或无力，且连续检测肌酸激酶呈进行性升高时，应减少他汀类药物剂量或停药。由于他汀类药物对心血管疾病的总体益处远大于新发糖尿病危险，因此，无论是糖尿病高危人群还是糖尿病患者，有他汀类药物治疗适应证者都应坚持服用此类药物。

（4）在临床中会出现“他汀不耐受”情况，他汀不耐受是指他汀类药物应用后出现与他汀类药物相关的临床不良反应和/或实验室异常，其诊断目前无统一的标准，荟萃相关文献，一般是指同时满足4个条件。①临床表现为主观症状或客观血液检查不正常。②他汀类药物种类或使用情况：不能耐受2种或以上他汀类药物，其中一种他汀类药物的使用剂量是最小剂量。③存在因果关系：开始使用他汀类药物或他汀类药物加量之后出现不良反应，停药后消失，再次应用又出现。④排除其他原因：排除其他临床情况导致的相关不良反应（如合并其他临床疾病，以及药物相互作用等）。遇到他汀不耐受情况，可换用非他汀类药物，包括胆固醇吸收抑制剂或PCSK9单克隆抗体单用或联用。

（5）对于冠心病患者PCI术后血脂自我管理方面，需要坚持以下几大原则。①医患双方均需要树立正确科学的血脂管理理念，理解和重视LDL-C长期保持达标及降脂药物长期终生应用的必要性，加强医患沟通。②倡导持续的健康生活方式，包括健康饮食和合理运动，以及保持理想体重，戒烟酒。③养成定期复诊及与专业医生沟通的习惯。在遇到问题时，包括如何科学判断“他汀不耐受”及如何调整降脂方案等重要情况，均需严格遵从医嘱，最终实现最大限度地改善预后。④尽管新型降脂药物PCSK9单克隆抗体的降脂疗效和安全性方面得到了临床实践的验证，但从循证证据及临床使用指征角度，并不能认为它可以完全替代口服降脂药物他汀类药物和依折麦布。

三、专业建议如何落地和执行

（1）针对冠心病PCI术后患者专门成立血脂管理随访团队，加强患者与专业团队定期沟通，将血脂管理疗效指标和药物治疗安全评价指标相结合，实现血脂指标达标的同时保证患者安全。

（2）利用APP小程序，进行血脂相关常识科普，指导健康生活方式的同时，提升患者认知水平，让患者理解和重视LDL-C长期保持达标及降脂药物长期终生应用的必要性。

（3）在饮食方面，要求低脂饮食，每日烹调油25～30g。同时，要求低胆固醇摄入。“居民膳食建议”中列出常见食物中的胆固醇含量（表5-3）。建议每天胆固醇摄入总量不超过300mg。在强调限制胆固醇摄入总量的同时，建议食物多样，谷类为主，多吃蔬菜、水果，常吃奶类、豆类或其制品，豆类含丰富的优质蛋白、不饱和脂肪酸、钙、维生素等。常吃适量鱼、禽、蛋、瘦肉，少吃肥肉和荤油。肥肉和荤油摄入过多是肥胖、高脂血症的危险因素，减少吃猪肉的比例，增加禽肉类的摄入量。

表5-3 常见动物性食物胆固醇含量（mg/100g可食部分）

食物名称	含量	食物名称	含量	食物名称	含量
猪肉（肥瘦）	80	牛脑	2447	鸭蛋	565
猪肉（肥）	109	猪肾	354	咸鸡蛋	647
猪肉（瘦）	81	鸡（均值）	106	鲤鱼	84
牛肉（肥瘦）	84	鸭（均值）	94	青鱼	108
牛肉（瘦）	58	鹅	74	海鳗	71
羊肉（肥瘦）	92	鸡肝	356	带鱼	76
羊肉（瘦）	60	鸭肝	341	对虾	193
猪肝	288	鹅肝	285	海蟹	125
牛肝	297	鸡蛋	585	赤贝	144
猪脑	2571	鸡蛋黄	1510	乌贼	268

参考文献

[1] Randomised trial of cholesterol lowering in 4444 patients with coronary heart disease: the Scandinavian Simvastatin Survival Study (4S) [J]. Lancet, 1994, 344 (8934): 1383-1389.

[2] WILLERSON J T. Effect of pravastatin on coronary events after myocardial infarction in patients with average cholesterol levels [J]. Circulation, 1996, 94 (12): 3054.

[3] Long-Term Intervention with Pravastatin in Ischaemic Disease (LIPID) Study Group. Prevention of cardiovascular events and death with pravastatin in patients with coronary heart disease and a broad range of initial cholesterol levels [J]. N Engl J Med, 1998, 339 (19): 1349-1357.

[4] SERRUYS P W, DE FEYTER P, MACAYA C, et al. Fluvastatin for prevention of cardiac events following successful first percutaneous coronary intervention: a randomized controlled trial [J]. JAMA, 2002, 287 (24): 3215-3222.

[5] CANNON C P, BRAUNWALD E, MCCABE C H, et al. Intensive versus moderate lipid lowering with statins after acute coronary syndromes [J]. N Engl J Med, 2004, 350 (15): 1495-1504.

[6] DE LEMOS J A, BLAZING M A, WIVIOTT S D, et al. Early intensive *vs.* a delayed conservative simvastatin strategy in patients with acute coronary syndromes: phase Z of the A to Z trial [J]. JAMA, 2004, 292 (11): 1307-1316.

[7] LAROSA J C, GRUBDY S M, WATERS D D, et al. Intensive lipid lowering with atorvastatin in patients with stable coronary disease [J]. N Engl J Med, 2005, 352 (14): 1425-1435.

[8] SCHWARTZ G G, OLSSON A G, EZEKOWITZ M D, et al. Effects of atorvastatin on early recurrent ischemic events in acute coronary syndromes: the MIRACL study: a randomized controlled trial [J]. JAMA, 2001, 285 (13): 1711-1718.

[9] PEDERSEN T R, FAERGEMAN O, KASTELEIN J J, et al. High-dose atorvastatin vs. usual-dose simvastatin for secondary prevention after myocardial infarction: the IDEAL study: a randomized controlled trial [J]. JAMA, 2005, 294 (19): 2437-2445.

[10] BAIGENT C, BLACKWELL L, EMBERSON J, et al. Efficacy and safety of more intensive lowering of LDL cholesterol: a meta-analysis of data from 170 000 participants in 26 randomised trials [J]. Lancet, 2010, 376 (9753): 1670-1681.

[11] NISSEN S E, NICHOLLS S J, SIPAHI I, et al. Effect of very high-intensity statin therapy on regression of coronary atherosclerosis: the ASTEROID trial [J]. JAMA, 2006, 295 (13): 1556-1565.

[12] CANNON C P, BLAZING M A, GIUGLIANO R P, et al. Ezetimibe added to statin therapy after acute coronary syndromes [J]. N Engl J Med, 2015, 372 (25): 2387-

2397.
[13] NORATA G D, TIBOLLA G, CATAPANO A L. Targeting PCSK9 for hypercholesterolemia [J]. Annu Rev Pharmacol Toxicol, 2014, 54: 273-293.
[14] SABATINE M S, GIUGLIANO R P, WIVIOTT S D, et al. Efficacy and safety of evolocumab in reducing lipids and cardiovascular events [J]. N Engl J Med, 2015, 372 (16): 1500-1509.
[15] ROBINSON J G, FARNIER M, KREMPF M, et al. Efficacy and safety of alirocumab in reducing lipids and cardiovascular events [J]. N Engl J Med, 2015, 372 (16): 1489-1499.
[16] FITZGERALD K, WHITE S, BORODOVSKY A, et al. A highly durable RNAi therapeutic inhibitor of PCSK9 [J]. N Engl J Med, 2017, 376 (1): 41-51.
[17] 中国成人血脂异常防治指南修订联合委员会. 中国成人血脂异常防治指南（2016年修订版）[J]. 中国循环杂志，2016，31（10）：937-953.
[18] Authors/Task Force Members, ESC Committee for Practice Guidelines (CPG), ESC National Cardiac Societies. 2019 ESC/EAS guidelines for the management of dyslipidaemias: lipid modification to reduce cardiovascular risk [J]. Atherosclerosis, 2019, 290: 140-205.
[19] 中华医学会心血管病学分会动脉粥样硬化与冠心病学组，中华心血管病杂志编辑委员会. 超高危动脉粥样硬化性心血管疾病患者血脂管理中国专家共识 [J]. 中华心血管病杂志，2020，48（4）：280-286.
[20] BHATT D L, STEG P G, MILLER M, et al. Cardiovascular risk reduction with icosapent ethyl for hypertriglyceridemia [J]. N Engl J Med, 2019, 380 (1): 11-22.
[21] NISSEN S E, WOLSKI K, BALOG C, et al. Single ascending dose study of a short interfering RNA targeting lipoprotein (a) production in individuals with elevated plasma lipoprotein (a) levels [J]. JAMA, 2022, 327 (17): 1679-1687.
[22] LI J J, LIU H H, WU N Q, et al. Statin intolerance: an updated, narrative review mainly focusing on muscle adverse effects [J]. Expert Opin Drug Metab Toxicol, 2020, 16 (9): 837-851.

执笔、审校：吴娜琼

第六章

血糖、饮食习惯和体重管理

一、目前该领域的循证证据

（一）高血糖与冠心病

（1）糖尿病是心血管疾病的独立危险因素。Framingham队列研究显示，糖尿病人群发生心血管疾病的风险约为非糖尿病人群的2.5倍。我国3B研究显示，门诊就诊的2型糖尿病（T2DM）患者（平均年龄62.6岁）中，14.6%合并心血管疾病（不包括脑血管疾病和外周血管疾病）。心血管疾病也是糖尿病患者的主要死亡原因。在大庆糖尿病研究23年的随访中，糖尿病患者中47.5%的男性和49.7%的女性均死于心血管疾病。

（2）血糖控制欠佳导致冠心病预后不良，增加心力衰竭住院、全因死亡和心血管死亡风险。糖尿病控制与并发症试验（DCCT）、英国前瞻性糖尿病研究（UKPDS）等严格控制血糖的临床研究显示，在处于糖尿病早期阶段的患者中，严格控制血糖可以显著降低糖尿病微血管病变的发生风险。随后的长期随访结果显示，早期严格控制血糖与长期随访中糖尿病微血管病变、心肌梗死及死亡的发生风险下降相关。表明对于新诊断的T2DM患者，早期严格控制血糖可以降低糖尿病微血管和大血管病变的发生风险。然而，在病程较长、年龄较大且具有多个心血管危险因素或已有心血管疾病的糖尿病人群中，严格控制血糖未显示出降低心血管事件和死亡风险的效应。相反，控制糖尿病心血管风险行动（ACCORD）研究显示，在上述人群中，严格控制血糖与全因死亡风险增加存在相关性。因此，合理的血糖控制目标及安全有效的降糖措施仍是糖尿病和心血管病专家面临的重大挑战。

（3）多项心血管结局试验（CVOT）显示，新型降糖药物胰高血糖素样肽-1受体激动剂（GLP-1RA）和钠-葡萄糖共转运蛋白2抑制剂（SGLT2i）能够降低T2DM合并动脉粥样硬化性心血管疾病（ASCVD）或合并心血管风险极高危患者的心血管事件风险。利拉鲁肽、度拉糖肽、阿必鲁肽及司美格鲁肽注射剂均可显著降低主要不良心血管事件（包括心血管死亡、非致死性心肌梗死或卒中）风险。恩格列净、卡格列净及达格列净的CVOT研究显示，恩格列净和卡格列净可显著降低主要不良心血管事件风险，但达格列净的研究结果则不完全一致，可能与入选的受试者人群存在差异有关。

（二）饮食习惯与冠心病

（1）不合理的饮食习惯是造成我国心血管代谢疾病死亡和疾病负担的重要危险因素之一。2017年我国约263万例心血管病死亡归因于饮食因素，较2007年增长38%。保持健康合理的饮食习惯是预防心血管代谢疾病的有效方法，可降低冠心病发病率和死亡率。

（2）基于队列研究和随机对照试验（RCT）的荟萃分析显示，增加全谷物的摄入，有利于降低T2DM及心血管疾病发病和死亡风险。前瞻性队列研究提示摄入蔬菜水果具有心血管保护作用。

（3）多项前瞻性队列研究的荟萃分析显示，红肉摄入与心血管代谢疾病、全因死亡风险增加存在关联。

（4）人群观察性研究发现，膳食钠盐摄入量与高血压、心血管疾病死亡及疾病负担相关联。老年人群干预研究也发现食用含钾盐可降低心血管病死亡风险。虽然关于钾摄入量和心血管疾病死亡的研究证据强度有限，但我国成人钾摄入量普遍低于WHO和中国营养学会推荐的水平。因此，在推荐患者减少钠盐摄入量的同时，鼓励增加膳食钾摄入量特别是天然富含钾食物的摄入量，对预防心血管疾病的益处不言而喻。

（三）体重与冠心病

（1）肥胖直接导致心血管疾病（CVD）危险因素的发生，同时也是心血管疾病的独立风险因素，引发心血管事件的发生和死亡率的增加。全球疾病负担（Global Burden of Disease）研究2015年的随访数据发现，高体重指数（BMI）相关死亡原因中，超过2/3来自心血管疾病。有多项前瞻性流行病学研究均表明，肥胖是冠状动脉疾病（CAD）发病的高危风险因素。一项对30万名成人1.8万个CAD事件的荟萃分析表明，超重和肥胖的人群是CAD的高风险人群。值得关注的是，评价腹型肥胖的指标如腰围和腰臀比，与CAD和心血管死亡发生风险更为密切相关，即便在体重正常者中也能看到这种相关性。

（2）有关肥胖悖论的问题。相比正常体重，肥胖者往往更早出现心血管事件，与心血管疾病相伴的时间更长，寿命缩短。然而，对于超重或肥胖的患者合并CVD，BMI及其他评价身体成分指标，不能预测心血管结局（如全因死亡、心血管死亡、再次心肌梗死等）。特别是在超重和Ⅰ度肥胖人群中更加明显。肥胖悖论可见于冠心病血运重建术后及心力衰竭患者中。肥胖悖论的原因尚未完全明了，可能与前期潜在的偏倚有关，推测如相比正常体重者，超重或肥胖患者的CVD起病或被确诊时间更早，从而给予及早的诊断和治疗，改善了心血管结局。

二、本指南的专业建议

对患者的个体化管理建议需要根据患者的年龄、病程、预期寿命、并发症或合并症严重程度等进行综合考量，以患者为中心，在设定目标时充分考虑患者的意愿和接受能力，与患者充分讨论，达成共识，制订可行的个体化的干预方案。

（一）血糖管理建议

1. 糖尿病教育　可改善患者整体血糖控制水平，促进糖化血红蛋白（HbA1c）达标。重视患者糖尿病防治知识教育，提供具有个体化、多种形式的糖尿病基本管理（饮食、运动、血糖监测、健康行为）的教材和实施方法，鼓励和促进患者及家属主动参与血糖管理。

2. 给患者制订自我管理的计划　应由浅入深、从简至难，以患者为中心，根据其诊疗经历、治疗需求、理解能力、自我操作水平区别对待，提供个体化的管理方案。

3. T2DM合并CVD患者的血糖控制目标　根据患者的年龄、病程、合并CVD的严重程度、低血糖风险等情况确定个体化HbA1c控制目标：①年龄＜65岁、糖尿病病程＜10年、预期生存期＞15年、无严重CVD者，推荐HbA1c控制目标＜7.0%。②糖尿病病程＞10年、预期生存期5～15年、伴严重CVD者，推荐HbA1c控制目标7.0%～8.0%。③高龄（年龄＞75岁）、糖尿病病程＞10年、预期生存期＜5年伴严重CVD者，推荐HbA1c控制目标8.0%～9.0%，要避免短期严重高血糖引起的急性并发症。应随患者的病程进展和病情变化情况及时调整HbA1c目标，以维持风险与获益的平衡。

4. T2DM合并CVD患者的降糖药物选择　基于GLP-1RA和SGLT2i的CVOT研究证据，并参考《中国2型糖尿病防治指南（2020年版）》《2022年美国糖尿病协会（ADA）指南》《糖尿病患者合并心血管疾病诊治专家共识》的推荐意见。

（1）推荐一线治疗取决于合并症、以患者为中心的治疗因素和管理需求，通常包括二甲双胍和综合的生活方式干预。

（2）对合并ASCVD或ASCVD高风险的T2DM患者，推荐选用具有心血管获益证据的GLP-1RA或SGLT2i作为起始治疗药物，可根据降糖需要选择联合或不联合二甲双胍。GLP-1RA和SGLT2i还可联合使用以提供额外获益。

（3）阿卡波糖和二肽基肽酶4抑制剂（DPP-4i）的心血管安全性为中性。因此，推荐α-葡萄糖苷酶抑制剂或DPP-4i作为T2DM合并CVD患者的一线备选降糖药物。但不建议在合并心力衰竭的T2DM患者使用沙格列汀。

（4）患者HbA1c不达标时可根据低血糖风险、体重、经济条件、药物可及性等因素选择联用药物（表6-1）。

（5）出现明显高血糖症状、酮症或高血糖高渗状态、应激情况，以及经生活方式和口服降糖药治疗后血糖仍未达标时，推荐启动胰岛素治疗。

表6-1　各类降糖药物的降糖疗效、低血糖风险、费用及对体重和心血管疾病的影响

降糖药物	降糖疗效	低血糖	体重	对心血管疾病的影响		费用
				ASCVD	心力衰竭	
二甲双胍	高	无	中性[①]	潜在获益[②]	中性	低
SGLT2i	中	无	降低	获益（恩格列净、卡格列净）	获益（达格列净、恩格列净、卡格列净、艾托格列净）	高
GLP-1RA	高	无	降低	获益（利拉鲁肽、度拉糖肽、司美格鲁肽）	中性	高
DPP-4i	中	无	中性	中性	潜在风险（沙格列汀）	高
α-葡萄糖苷酶抑制剂	中	无	中性[①]	中性	中性	低

续 表

降糖药物	降糖疗效	低血糖	体重	对心血管疾病的影响		费用
				ASCVD	心力衰竭	
噻唑烷二酮类	高	无	增加	潜在获益（吡格列酮）	增加风险	低
磺脲类	高	有	增加	中性	中性	低
胰岛素及其类似物	高	有	增加	中性	中性	人胰岛素：低；胰岛素类似物：高

注：ASCVD，动脉粥样硬化性心血管疾病；SGLT2i，钠－葡萄糖共转运蛋白2抑制剂；GLP-1RA，胰高糖素样肽-1受体激动剂；DPP-4i，二肽基肽酶4抑制剂。二甲双胍、磺脲类、格列奈类、α-葡萄糖苷酶抑制剂、噻唑烷二酮类、胰岛素（除德谷胰岛素外）等药物由于上市较早，故未被要求进行心血管结局试验（CVOT）。若无明确的获益或增加风险的新证据，则暂时默认为中性。①部分研究显示有轻微的减重效果。②目前无CVOT研究数据，但英国前瞻性糖尿病研究（UKPDS）、多项观察性研究及荟萃分析均显示有获益（参考2022年ADA指南）。

5. GLP-1RA和SGLT2i合用　临床医生在启用GLP-1RA和SGLT2i时，应充分考虑药物的安全性，平衡获益及风险。

（1）GLP-1RA的主要不良反应为轻至中度的胃肠道反应，包括腹泻、腹胀、恶心、呕吐等。这些不良反应多见于治疗初期，随着使用时间延长，不良反应逐渐减轻。临床使用可从小剂量起始，逐渐加量，不耐受者应停药并及时更改为其他治疗方案。临床医生在消除患者对用药后引起进食减少而“营养不良”的顾虑同时，仍应重视影响患者生活质量的胃肠道不良反应，存在胃肠道功能异常尤其是有胃轻瘫的老年患者，不宜选用该类药物。

（2）SGLT2i最常见不良反应为泌尿生殖系统感染。多为轻至中度感染，常规抗感染治疗有效。建议使用前询问相关病史，半年内反复发生泌尿生殖系统感染的患者不推荐使用。在使用过程中，如果发生感染并需要抗感染治疗时建议暂停SGLT2i。使用SGLT2i的患者，建议注意个人外阴部卫生，保持小便通畅，减少感染的发生。另外，SGLT2i可引起血容量降低相关不良反应（如低血压、直立性头晕、直立性低血压等），但发生率较低。对于在服用利尿剂或其他降压药的高血压患者，应密切监测血压，一旦出现血压下降甚至直立性低血压时应注意调整用药。使用SGLT2i时可考虑多饮水，以避免口干和预防脱水。此外，使用SGLT2i的患者也有很小的概率发生糖尿病酮症酸中毒（DKA）。DKA可发生在血糖轻度升高或正常时，患者症状常不典型，临床上易被忽视。在使用SGLT2i期间，如果出现与DKA相关的症状如腹痛、恶心、呕吐、乏力、呼吸困难等不适，需要考虑是否出现DKA并检测血酮体和动脉血酸碱度以明确诊断。明确诊断为DKA的患者，应立即停用SGLT2i并进行治疗。为减少患者在使用SGLT2i期间发生DKA的风险，建议在择期手术、剧烈体力活动，如马拉松比赛前24小时停用SGLT2i；避免停用胰岛素或过度减量；对于紧急手术或大的应激状态，需立即停用SGLT2i，采用其他降糖措施；口服SGLT2i期间避免过多饮酒及极低碳水化合物饮食。

（3）GLP-1RA和SGLT2i单独使用均不引起低血糖，但如与其他存在低血糖风险的药物（如胰岛素或磺脲类）联用时可能会有低血糖风险。因此，在血糖达标或接近达标的T2DM患者中启用两种药物之一，则应注意将有潜在低血糖风险药物的剂量减少20%～50%，或转化为相对低强度的治疗。

6. T2DM合并CVD患者低血糖的防范　T2DM合并CVD患者应特别注意防范低血糖，避免诱发心律失常和心肌缺血的风险。

（1）预防低血糖需要对患者进行低血糖风险评估，制订个体化的HbA1c目标及治疗方案。对有低血糖尤其是严重低血糖或反复发生低血糖的糖尿病患者应适当放宽血糖控制目标。

（2）加强低血糖知识宣教，教育患者了解增加低血糖风险的情况，如禁食、延迟进餐、饮酒、剧烈运动等，以及平衡降糖药物、碳水化合物摄入量及运动之间的关系。

（3）自我血糖监测（SMBG）和持续葡萄糖监测（CGM）是评估疗效和早期识别低血糖的重要工具。

（4）如出现无症状低血糖或严重低血糖事件，应重新评估治疗方案，建议停用增加低血糖风险的药物（如胰岛素或胰岛素促泌剂）或减少其剂量。

7. T2DM合并CVD患者自我血糖监测　SMBG是患者自我了解血糖控制状态和提高血糖管理水平的必要措施，有助于促进血糖控制达标。建议所有糖尿病患者均需进行SMBG。血糖监测以三餐前（空腹）、餐后2小时及晚睡前的血糖为标准模式，结合并记录每餐摄入食物和餐后运动情况，分析血糖变化影响因素并修正不利于血糖控制的生活习惯。不同监测时间点的适用范围见表6-2。SMBG的频率应根据患者病情的实际需要来决定（表6-3），兼顾有效性和便利性。

表6-2 毛细血管血糖监测时不同监测时间点的适用范围

监测时间点	适用范围
餐前	血糖水平很高或有低血糖风险时
餐后2小时	空腹血糖已获良好控制，但HbA1c仍不能达标者；需要了解饮食和运动对血糖影响者
睡前	注射胰岛素（特别是晚餐前注射）患者
夜间	胰岛素治疗已接近达标，但空腹血糖仍高者；疑有夜间低血糖者
其他	出现低血糖症状时应及时监测血糖；剧烈运动前后宜监测血糖

注：引自《中国2型糖尿病防治指南（2020年版）》。

表6-3 不同治疗方案人群毛细血管血糖监测的原则

不同治疗方案人群	监测原则
生活方式干预者	可根据需要有目的地通过血糖监测了解饮食控制和运动对血糖的影响，从而调整饮食和运动方案
使用口服降糖药者	可每周监测2～4次空腹血糖或餐后2小时血糖
基础胰岛素治疗者	应监测空腹血糖
预混胰岛素治疗者	应监测空腹和晚餐前血糖
特殊人群（围手术期患者、低血糖高危人群、危重症患者、老年患者、1型糖尿病患者）	个体化的监测方案

注：引自《中国2型糖尿病防治指南（2020年版）》。

（二）饮食习惯管理建议

（1）促进并维持健康饮食习惯：强调选择合适的食物，并改善整体健康。根据患者年龄、身高、体重、代谢指标、脏器功能配置个体化饮食处方，保证生理需求及降低代谢负担。

（2）对心血管疾病患者推荐平衡营养结构膳食：总能量摄入与身体活动要平衡，保持健康体重，BMI在18.5～24.0。食物多样化，粗细搭配，饮食中饱和脂肪、盐及其他营养成分的比例科学健康。膳食中脂肪提供的能量不超过总能量的30%，其中饱和脂肪酸不超过总能量的10%，尽量减少摄入肥肉、肉类食品和奶油。每日烹调油用量控制在20～30g。膳食胆固醇摄入量不应超过300mg/d，限制富含胆固醇的动物性食物。足量摄入新鲜蔬菜（400～500g/d）和水果（200～400g/d）。每天摄入25～30g膳食纤维。每天食盐不超过6g，提倡食用高钾低钠盐（肾功能不全者慎用）。适量饮酒应因人而异，并取得医生的同意。如有饮酒习惯，建议男性每天的饮酒量（酒精）不超过25g，女性减半。少量多餐，避免过饱，忌烟和浓茶。

（3）在每次门诊时询问患者膳食摄入情况，可在管理团队中设置专人指导，必要时进行营养专科会诊。

（三）体重管理建议

1. 体重管理　对冠心病患者的代谢相关指标具有改善作用，减重可带来多方面获益。制订减重处方前首先需要对患者进行综合评估，给予个体化的减重干预和管理，以改善预后、提高患者生活质量。

2. 体重管理策略　包括生活方式干预、使用具有减重作用的药物和代谢手术等综合手段和措施。超重或肥胖患者首先应限制总热量并增加体力活动，达到减重目标，目标设定为3～6个月内降低初始体重的5%～10%。可先制订半年体重管理计划，通过个人或小组形式予以干预，关注饮食、体育锻炼和行为等方面。低热量饮食，坚持每周至少5天、每天累计30～60分钟中等强度的有氧运动，可适度安排抗阻运动。药物治疗方面，奥利司他、二甲双胍和利拉鲁肽等GLP-1RA是可选择的减重药物。针对肥胖的药物治疗和代谢手术仅作为强化生活方式干预效果不佳时的辅助手段。选择代谢手术时，需要经过多学科专家充分评估风险获益比之后决定。对于已实现短期目标的患者，进一步制订长期综合减重计划。至少每个月由医生或营养师随访1次，持续监测体重，跟踪饮食及运动情况。

三、专业建议如何落地和执行

（1）充分运用信息化平台和设备完成长期跟踪管理：新技术包括利用短信、智能手机和基于网络的应用程序及远程健康管理系统管理患者。移动医疗是医疗卫生的重要补充，可进行全方位、全生命周期患者健康信息的连续动态采集，有利于采取积极干预措施，提升风险评估与患者自主管理能力，增强个体自主性。

（2）促进互联网与医疗健康深度融合发展，提升医疗卫生现代化管理水平。实行专业学会及互联网＋社区联合组织的患者自我管理模式，实现“医院－社区－家庭（个人）”一体化，支持患者提高自我管理能力。

（3）组建多学科团队联合管理：团队由心血管专科医生、糖尿病专科医生、专科护师、专科药师、营养师和运动管理师组成，实现规范化、系统化的综合管理。

（4）设置随访系统：随访时间每1～3个月1次，随访模式以门诊随访和互联网随访相结合。随访内容包括用药情况、症状和体征、运动和生活方式改善情况、血生化检测及有无不良心血管事件等。建立随访档案，根据随访结果对患者进行再评估，适时调整处方，提高患者家庭自我管理能力。

参考文献

[1] FRANCO O H，STEYERBERG E W，HU F B，et al. Associations of diabetes mellitus with total life expectancy and life expectancy with and without cardiovascular disease [J]. Arch Intern Med，2007，167(11)：1145-1151.

[2] JI L，HU D，PAN C，et al. Primacy of the 3B approach to control risk factors for cardiovascular disease in type 2 diabetes patients [J]. Am J Med，2013，126(10)：925. e11-e22.

[3] AN Y，ZHANG P，WANG J，et al. Cardiovascular and all-cause mortality over a 23-year period among Chinese with newly diagnosed diabetes in the Da Qing IGT and diabetes study [J]. Diabetes Care，2015，38(7)：1365-1371.

[4] NATHAN D M，CLEARY P A，BACKLUND J Y，et al. Intensive diabetes treatment and cardiovascular disease in patients with type 1 diabetes [J]. N Engl J Med，2005，

353（25）：2643-2653.
［5］HOLMAN R R，PAUL S K，BETHEL M A，et al. 10-year follow-up of intensive glucose control in type 2 diabetes［J］. N Engl J Med，2008，359（15）：1577-1589.
［6］RAY K K，SESHASAI S R，WIJESURIYA S，et al. Effect of intensive control of glucose on cardiovascular outcomes and death in patients with diabetes mellitus：a meta-analysis of randomised controlled trials［J］. Lancet，2009，373（9677）：1765-1772.
［7］PATEL A，MACMAHON S，CHALMERS J，et al. Intensive blood glucose control and vascular outcomes in patients with type 2 diabetes［J］. N Engl J Med，2008，358（24）：2560-2572.
［8］GERSTEIN H C，MILLER M E，BYINGTON R P，et al. Effects of intensive glucose lowering in type 2 diabetes［J］. N Engl J Med，2008，358（24）：2545-2559.
［9］DUCKWORTH W，ABRAIRA C，MORITZ T，et al. Glucose control and vascular complications in veterans with type 2 diabetes［J］. N Engl J Med，2009，360（2）：129-139.
［10］MARSO S P，DANIELS G H，BROWN-FRANDSEN K，et al. Liraglutide and cardiovascular outcomes in type 2 diabetes［J］. N Engl J Med，2016，375（4）：311-322.
［11］GERSTEIN H C，COLHOUN H M，DAGENAIS G R，et al. Dulaglutide and cardiovascular outcomes in type 2 diabetes（REWIND）：a double-blind，randomised placebo-controlled trial［J］. Lancet，2019，394（10193）：121-130.
［12］HERNANDEZ A F，GREEN J B，JANMOHAMED S，et al. Albiglutide and cardiovascular outcomes in patients with type 2 diabetes and cardiovascular disease（Harmony Outcomes）：a double-blind，randomised placebo-controlled trial［J］. Lancet，2018，392（10157）：1519-1529.
［13］MARSO S P，BAIN S C，CONSOLI A，et al. Semaglutide and cardiovascular outcomes in patients with type 2 diabetes［J］. N Engl J Med，2016，375（19）：1834-1844.
［14］ZINMAN B，WANNER C，LACHIN J M，et al. Empagliflozin，cardiovascular outcomes，and mortality in type 2 diabetes［J］. N Engl J Med，2015，373（22）：2117-2128.
［15］NEAL B，PERKOVIC V，MAHAFFEY K W，et al. Canagliflozin and cardiovascular and renal events in type 2 diabetes［J］. N Engl J Med，2017，377（7）：644-657.
［16］WIVIOTT S D，RAZ I，BONACA M P，et al. Dapagliflozin and cardiovascular outcomes in type 2 diabetes［J］. N Engl J Med，2019，380（4）：347-357.
［17］PERKOVIC V，JARDINE M J，NEAL B，et al. Canagliflozin and renal outcomes in type 2 diabetes and nephropathy［J］. N Engl J Med，2019，380（24）：2295-2306.
［18］中华预防医学会，中华预防医学会心脏病预防与控制专业委员会，中华医学会糖尿病学分会，等. 中国健康生活方式预防心血管代谢疾病指南［J］. 中国循环杂志，2020，35（3）：209-230.

[19] AUNE D, KEUM N, GIOVANNUCCI E, et al. Whole grain consumption and risk of cardiovascular disease, cancer, and all cause and cause specific mortality: systematic review and dose-response meta-analysis of prospective studies [J]. BMJ, 2016, 353: i2716.
[20] CHEN G C, TONG X, XU J Y, et al. Whole-grain intake and total, cardiovascular, and cancer mortality: a systematic review and meta-analysis of prospective studies [J]. Am J Clin Nutr, 2016, 104 (1): 164-172.
[21] KYRØ C, TJØNNELAND A, OVERVAD K, et al. Higher whole-grain intake is associated with lower risk of type 2 diabetes among middle-aged men and women: the Danish Diet, Cancer, and Health Cohort [J]. J Nutr, 2018, 148 (9): 1434-1444.
[22] AUNE D, GIOVANNUCCI E, BOFFETTA P, et al. Fruit and vegetable intake and the risk of cardiovascular disease, total cancer and all-cause mortality-a systematic review and dose-response meta-analysis of prospective studies [J]. Int J Epidemiol, 2017, 46 (3): 1029-1056.
[23] SCHWINGSHACKL L, SCHWEDHELM C, HOFFMANN G, et al. Food groups and risk of all-cause mortality: a systematic review and meta-analysis of prospective studies [J]. Am J Clin Nutr, 2017, 105 (6): 1462-1473.
[24] WANG X, LIN X, OUYANG Y Y, et al. Red and processed meat consumption and mortality: dose-response meta-analysis of prospective cohort studies [J]. Public Health Nutr, 2016, 19 (5): 893-905.
[25] CHANG H Y, HU Y W, YUE C S, et al. Effect of potassium-enriched salt on cardiovascular mortality and medical expenses of elderly men [J]. Am J Clin Nutr, 2006, 83 (6): 1289-1296.
[26] AFSHIN A, FOROUZANFAR M H, REITSMA M B, et al. Health effects of overweight and obesity in 195 countries over 25 years [J]. N Engl J Med, 2017, 377 (1): 13-27.
[27] CALLE E E, THUN M J, PETRELLI J M, et al. Body-mass index and mortality in a prospective cohort of U.S. adults [J]. N Engl J Med, 1999, 341 (15): 1097-1105.
[28] HUBERT H B, FEINLEIB M, MCNAMARA P M, et al. Obesity as an independent risk factor for cardiovascular disease: a 26-year follow-up of participants in the Framingham Heart Study [J]. Circulation, 1983, 67 (5): 968-977.
[29] MANSON J E, WILLETT W C, STAMPFER M J, et al. Body weight and mortality among women [J]. N Engl J Med, 1995, 333 (11): 677-685.
[30] BOGERS R P, BEMELMANS W J, HOOGENVEEN R T, et al. Association of overweight with increased risk of coronary heart disease partly independent of blood pressure and cholesterol levels: a meta-analysis of 21 cohort studies including more than 300 000 persons [J]. Arch Intern Med, 2007, 167 (16): 1720-1728.
[31] COUTINHO T, GOEL K, DE SA D C, et al. Combining body mass index with meas-

ures of central obesity in the assessment of mortality in subjects with coronary disease: role of "normal weight central obesity" [J]. J Am Coll Cardiol, 2013, 61 (5): 553-560.

[32] CANOY D, CAIRNS B J, BALKWILL A, et al. Coronary heart disease incidence in women by waist circumference within categories of body mass index [J]. Eur J Prev Cardiol, 2013, 20 (5): 759-762.

[33] ZHANG C, REXRODE K M, VAN DAM R M, et al. Abdominal obesity and the risk of all-cause, cardiovascular, and cancer mortality: sixteen years of follow-up in US women [J]. Circulation, 2008, 117 (13): 1658-1667.

[34] LAVIE C J, LADDU D, ARENA R, et al. Reprint of: healthy weight and obesity prevention: JACC Health Promotion Series [J]. J Am Coll Cardiol, 2018, 72 (23Pt B): 3027-3052.

[35] ELAGIZI A, KACHUR S, LAVIE C J, et al. An overview and update on obesity and the obesity paradox in cardiovascular diseases [J]. Prog Cardiovasc Dis, 2018, 61 (2): 142-150.

[36] HORWICH T B, FONAROW G C, CLARK A L. Obesity and the obesity paradox in heart failure [J]. Prog Cardiovasc Dis, 2018, 61 (2): 151-156.

[37] LAVIE C J, ARENA R, ALPERT M A, et al. Management of cardiovascular diseases in patients with obesity [J]. Nat Rev Cardiol, 2018, 15 (1): 45-56.

[38] 中华医学会糖尿病学分会. 中国2型糖尿病防治指南(2020年版)[J]. 中华糖尿病杂志, 2021, 13 (4): 315-409.

[39] 中华医学会糖尿病学分会, 中华医学会内分泌学分会. 中国成人2型糖尿病患者糖化血红蛋白控制目标及达标策略专家共识 [J]. 中华内分泌代谢杂志, 2020, 36 (1): 14-24.

[40] 国家卫生健康委员会能力建设和继续教育中心, 孙艺红, 陈康, 等. 糖尿病患者合并心血管疾病诊治专家共识 [J]. 中华内科杂志, 2021, 60 (5): 421-437.

[41] American Diabetes Association Professional Practice Committee. 9. Pharmacologic approaches to glycemic treatment: standards of medical care in diabetes-2022 [J]. Diabetes Care, 2022, 45 (S1): S125-S143.

[42] 中国康复医学会心血管病专业委员会, 中国营养学会临床营养分会, 中华预防医学会慢性病预防与控制分会, 等. 心血管疾病营养处方专家共识 [J]. 中华内科杂志, 2014, 53 (2): 151-158.

[43] 中华医学会糖尿病学分会, 中华医学会内分泌学分会. 中国成人2型糖尿病合并心肾疾病患者降糖药物临床应用专家共识 [J]. 中华糖尿病杂志, 2020, 12 (6): 369-381.

[44] JENSEN M D, RYAN D H, APOVIAN C M, et al. 2013 AHA/ACC/TOS guideline for the management of overweight and obesity in adults: a report of the American College of Cardiology/American Heart Association Task Force on Practice Guidelines and The

Obesity Society [J]. J Am Coll Cardiol，2014，63（25 Pt B）：2985-3023.
[45] WADDEN T A，TRONIERI J S，SUGIMOTO D，et al. Liraglutide 3.0 mg and Intensive Behavioral Therapy（IBT）for obesity in primary care：the SCALE IBT randomized controlled trial [J]. Obesity（Silver Spring），2020，28（3）：529-536.

执笔：王 慧

审校：陈燕燕

第七章

运动与康复管理

一、目前该领域的循证证据

（一）PCI术后运动康复的循证医学证据及相关机制

研究表明，PCI术后运动康复可显著降低总死亡率、心血管疾病相关死亡率、再住院率、再次血管重建发生率及减少相关功能障碍和情绪异常，提高日常生活质量（ⅠA）。已有多个国家和国际临床指南推荐PCI术后患者参与运动康复。参与其循证医学证据及相关机制见表7-1。

表7-1　运动康复的循证医学证据及相关机制

项目	心脏康复获益	证据水平
运动耐量	增加峰值摄氧量	A
	提高AT值	A
症状	提高缺血阈值，减少心绞痛发作	A
	减轻心力衰竭症状	A
呼吸	同一运动强度下，换气量减少	A
心脏	心脏同一运动强度下，心率降低	A
	同一运动强度下，心脏做功（两项乘积）减少	A
	抑制左心室重构	A
	改善左心室收缩功能	A
	改善左心室舒张功能	B
	改善心肌代谢	B
冠状动脉	抑制冠状动脉狭窄病变进展	A
	改善心肌灌注	B
	改善冠状动脉血管内皮依赖性和非依赖性舒张功能	B
外周氧利用	增加最大动静脉氧浓度差	B

续 表

项目	心脏康复获益	证据水平
外周循环	降低安静和运动时外周血管阻力功能	B
	改善外周血管内皮功能，增强内皮介导性血管舒张	B
炎症反应	减少CRP和炎症细胞因子	B
骨骼肌	增加线粒体数量	B
	增加骨骼肌氧化酶活性	B
	增加骨骼肌毛细血管密度	B
	Ⅱ型肌纤维向Ⅰ型肌纤维类型转变	B
冠状动脉危险因素	降低收缩压	A
	增加HDL-C，降低TC、LDL-C和TG	A
	降低吸烟率	A
自主神经系统	降低交感神经张力	A
	增加副交感神经活性	B
	改善压力感受器敏感性	B
	降低静息心率，促进运动后心率恢复	B
血液	抗血小板聚集水平	B
	抗血液凝固	B
预后	降低冠状动脉事件发生率	A
	降低心力衰竭恶化住院率	A（CHD）
	预后改善（降低全因死亡率及心血管疾病相关死亡率）	A（CHD）

注：A，证据充分；B，研究的质量很高，但报道的数量不够多；AT，无氧阈；CRP，C反应蛋白；HDL-C，高密度脂蛋白胆固醇；CHD，冠心病。

（二）运动康复的安全性

1. 心脏康复期间发生心血管事件的风险　冠心病（CHD）患者是运动中发生心血管事件的高风险人群，但大量循证医学证据证实了运动康复的安全性。早期研究显示，心脏康复过程中非致死性心血管疾病并发症的发生率是每34 673小时1次，致死性心血管疾病并发症的发生率是每116 402小时1次。近期研究显示，心脏康复期间心血管并发症的发生率更低，每169 344～743 471例患者每小时内发生心搏骤停≤1次，每338 638～743 471例患者出现每小时内急性心肌梗死≤1次，每338 638～743 471例患者每小时内死亡≤1人。尽管这些不良事件的发生率很低，但所有CHD患者均是在具备医学心脏急救设备的支持和医疗监护下进行的康复前评估和运动训练。当患者在缺乏有效心搏骤停急救措施支持下进行运动时，死亡率将增加6倍。然而，近期一篇综述显示，与以心脏康复中心为基础的运动康复相比，居家心脏康复锻炼的心血管并发症并没有增加。

2. 运动相关的肌肉骨骼损伤　肌肉骨骼损伤（MSI）是最常见的运动相关并发症，通常与运动强度、活动性质、既往状况和肌肉骨骼异常有关。步行和中等强度体力活动（PA）发生MSI相关的风险很低，慢跑、跑步和竞技运动引起MSI的风险明显增加。此外，发生MSI的风险与患者的体能水平呈负相关。对于任何强度的运动，与规律运动的人群相比，无规律运动习惯的人更容易出现MSI。MSI最常见的部位是下肢，膝关节发病率较高，其次是足部和踝关节。常用降低MSI的方法包括拉伸、热身、整理运动及逐渐增加运动强度和运动量等。

二、本指南的专业建议

科学的运动锻炼可降低心血管死亡和全因死亡风险，这是心血管疾病预防和减少复发的关键措施。但在进行运动康复管理前必须进行院内评估和风险分层，PCI术后患者的运动处方应由心血管专业医生和心脏康复专业人员提供。

CHD患者进行运动的建议主要根据冠状动脉病变程度、心肌缺血阈值、血运重建结果及心功能等方面来评估，低风险病变患者可以参加高强度运动（Ⅱa，C）。

1. 急性冠脉综合征后恢复运动的建议　ACS、CABG或PCI术后患者在出院后应立即进行早期以运动为基础的治疗，持续时间为心脏事件后8～12周。运动康复每延迟1周需要额外运动1个月才能获得相同水平的临床获益。建议在运动初期为ACS患者提供运动康复的动机和心理支持，就如何提高体育活动总量和运动强度提出个性化建议（Ⅱa，B）；低风险的ACS患者，所有体育活动都应考虑患者适应的强度水平（Ⅱa，C）。

CHD患者在参加规范的渐进式运动康复计划的同时，可以进行适当的低至中等强度的休闲体育活动，但如果出现新发症状应谨慎。一般患者需要进行3～6个月的规范化的门诊运动康复，逐渐调整运动量至目标运动强度。完全血运重建且没有残余缺血的非ST段抬高型心肌梗死或慢性冠脉综合征（CCS）患者，可以加快运动训练的进阶速度。

（1）竞技运动员：建议在重返运动之前进行超声心动图、最大运动负荷试验和12导联心电图记录或心肺运动试验进行风险分层（图7-1）。

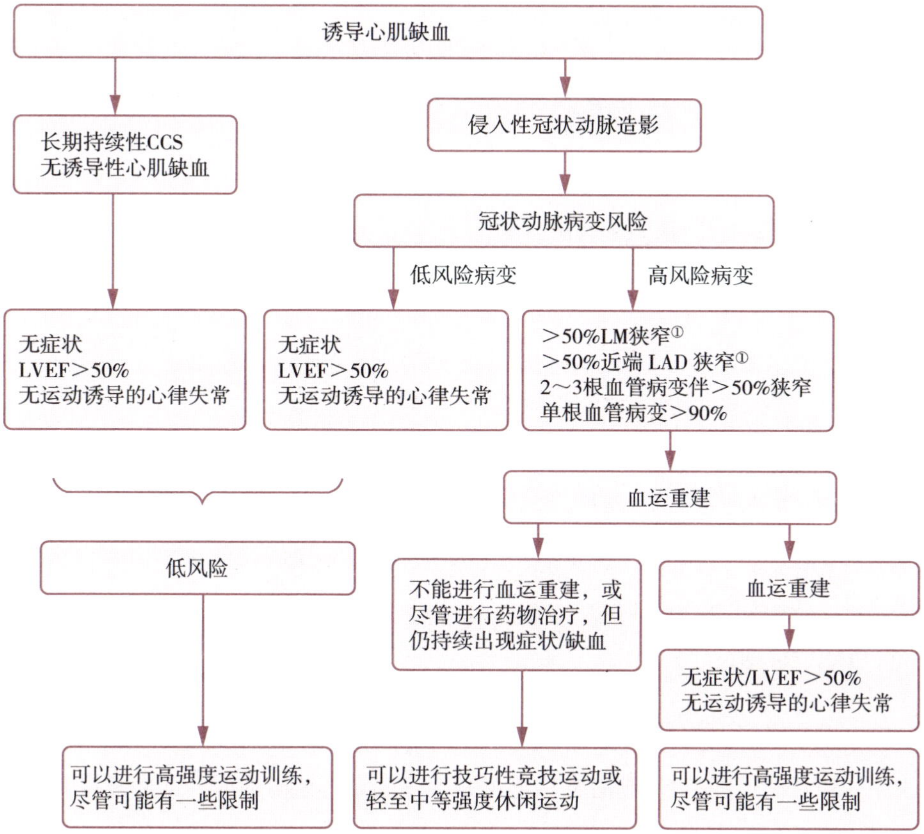

图7-1　冠心病患者参加体育运动的临床评价和建议

注：CCS，慢性冠脉综合征；LAD，左前降支；LM，左主干；LVEF，左心室射血分数。①以FFR<0.8或iFR<0.9定义的缺血性或血流动力学相关病变。

(2) 休闲运动员：计划进行非竞争性、休闲运动和休闲活动的患者也应进行风险分层。运动前应进行症状限制/最大运动负荷试验。高危CCS患者不适合参加竞技运动，但可以进行强度低于诱发心绞痛阈值的低强度技能型运动，如高尔夫。如果不能耐受有氧运动，建议主要进行与力量相关的运动，同时进行少量抗阻训练。

2. 慢性冠脉综合征患者运动建议　CCS患者包括稳定型心绞痛、ACS后稳定＜1年的无症状和有症状患者，或近期进行血运重建患者，以及在初次诊断或血运重建后1年以上的无症状和有症状患者。建议根据运动负荷试验评估结果进行危险分层，低风险患者可参加休闲活动或竞技性运动，但需要循序渐进地进行；高风险患者不推荐竞技性运动（表7-2）。

表7-2　CCS患者的锻炼建议

推荐	推荐等级	证据水平
CCS患者运动前先进行运动负荷试验评估危险分层	Ⅰ	C
推荐对CCS患者进行定期随访和风险分层	Ⅰ	B
建议存在CHD高危不良事件的患者，根据CCS指南进行管理	Ⅰ	C
对于运动诱发不良事件风险较低的个体，可以进行竞技或休闲体育活动（老年运动员和对心血管需要较高的运动除外）	Ⅱa	C
运动负荷试验提示心肌缺血高风险患者，包括持续心肌缺血患者，可进行心绞痛和缺血阈值强度以下的休闲运动	Ⅱb	C
除个别技能型运动（如高尔夫），不建议运动负荷试验提示心肌缺血高风险患者进行竞技性运动	Ⅲ	C

注：CHD，冠心病。

3. CHD患者参与竞技性运动的临床评估和建议　CHD患者参与竞技性运动的临床评估和建议见图7-1。患者在功能测试期间出现心肌缺血时，即使已接受最佳治疗，仍应进行冠状动脉造影（CAG）；CAG提示存在高危病变，应在进行高强度运动或竞技运动之前进行血运重建。具有高危冠状动脉特征的患者可在成功进行血运重建后3～6个月，最大运动负荷试验或功能成像检查正常后可逐渐恢复运动。最佳治疗（包括血运重建）后仍存在无法解决的心肌缺血时，应限制患者参加竞技运动，但部分低强度技能运动（如高尔夫）除外。如患者危险因素和症状已完成控制并定期进行临床随访，这些患者可进行规律低强度和中等强度的休闲类运动。此外，如果预期体育活动强度低于缺血阈值（＜10次/分对应心率）和心律失常水平，CHD也可以参加休闲类运动，每周2～3次。

4. 心外膜冠状动脉缺血伴非阻塞性CHD（INOCA）运动训练建议　同CCS患者。

5. 心肌桥患者运动建议　心肌桥（MB）患者的评估主要是评估解剖异常的形态学特征（MB的数量和总长度）及是否存在可诱导的缺血。正性肌力和正性变时性负荷试验是证明心肌缺血的最佳方法。建议进行最大运动负荷试验，有缺血证据或复杂心律失常的MB患者应限制参加竞技体育活动（Ⅲ，C），不伴诱导性心肌缺血或心律失常患者可参与竞技或休闲运动（Ⅱa，C）。

6. 对于冠状动脉起源异常（AOCA）的年轻个体/运动员的运动建议　见表7-3。

表7-3　对AOCA的年轻个人/运动员的运动建议

推荐	推荐等级	证据水平
进行体育活动前，AOCA患者应进行影像学检查（增强CT、CTA或CMR）以确定高风险模式和运动负荷试验检查是否存在缺血	Ⅱa	C
无症状的AOCA患者，如果冠状动脉没有在大血管之间走行，没有管腔缩小和/或壁内走行，在充分咨询风险后，如果无诱发性缺血，可以进行竞争性运动	Ⅱb	C
在AOCA手术修复后，如果在最大运动负荷试验中无症状且没有诱发心肌缺血或复杂心律失常的证据，最早可在术后3个月参加所有运动	Ⅱb	C
不建议冠状动脉血管起始角度过大或者大血管间走行异常的AOCA患者参加具有中等和高心血管耗氧需求的竞技类运动	Ⅲ	C

三、运动康复的实施

（一）院内评估与风险评估

运动康复管理计划包括临床综合评估、运动康复教育、运动能力和运动风险评估、危险分层、制订个性化的运动处方、定期随访等，运动训练是心脏康复的核心内容。运动处方遵循FITTVP原则，即运动方式、运动强度、运动时间、运动频率、运动总量、运动进阶及运动注意事项等内容。

1. 临床综合评估　运动康复前应进行临床综合评估。

（1）临床病史：心血管病史、相关合并症及药物治疗情况。

（2）筛查心血管疾病危险因素。

（3）常规心电图、超声心动图、NYHA心功能分级和CCS心绞痛分级等。

（4）检查运动系统、神经系统等影响运动的因素。

（5）身体其他重要脏器的功能。

（6）患者日常活动水平和运动习惯等。

（7）期望或预期的运动强度。

2. 运动能力评估　研究表明，运动能力是心血管疾病、糖尿病及其全因死亡独立的预测因素。2016年美国心脏协会（AHA）将有氧运动能力列为第五个生命体征。评估方法见表7-4。

表7-4　运动能力评估方法

评估内容	评估方法
有氧运动能力	器械评估：心肺运动负荷试验和运动负荷试验 徒手评估：6分钟步行试验和2分钟踏步试验
肌力及肌耐力	器械评估：等速肌力测试1-RM金标准 徒手评估： 最大肌力评估，即1-RM的测定 手持肌力测试仪：测定四肢各肌群和躯干肌群的肌力 30秒手臂屈曲试验、30秒椅子站立试验和60秒仰卧起坐试验分别评估上肢、下肢和躯干肌力肌耐力情况

续 表

评估内容	评估方法
柔韧性	抓背试验、改良转体试验和座椅前伸试验分别评估上肢、躯干和下肢及背部韧的柔韧性
平衡功能	器械评估：平衡功能测试仪 徒手评估：2.4m起身行走试验、单腿直立平衡试验（睁眼/闭眼）和功能性前伸试验

3. 运动风险评估　CHD患者在进行运动风险评估时应考虑以下方法。①静息12导联心电图（ECG）：检测心肌缺血、心律失常和心肌肥厚。②超声心动图：评估左心室功能，结构异常或局部室壁运动异常。③负荷超声、心脏磁共振（CMR）、单光子发射计算机断层成像（SPECT）或正电子发射体层成像（PET）：评估心肌缺血和存活情况。④进行运动负荷试验或心肺运动试验：评估运动中、运动后患者的自主症状、ST段改变、心律失常、缺血和心绞痛阈值、运动能力和血压/心率反应，并评估症状或运动水平之间的关系，制订合适的运动处方。⑤CAG：评估冠状动脉单支、多支或多个主要分支或及左主干的冠状动脉狭窄或闭塞；明确冠状动脉血流障碍或异常的冠状动脉解剖。⑥出院前LVEF≤40%的患者，心肌梗死后6～12周及完全性血运重建和最佳药物治疗后，再次行超声心动图，评估其功能恢复情况，以及是否需要植入ICD进行猝死的一级预防。通过24小时动态心电图和运动试验评估心律失常的风险。⑦24小时或更长时间动态心电图监测以检测电生理不稳定性或ST-T变化。

（1）长期无症状CHD患者高强度运动和竞技运动期间不良事件风险的决定因素：①竞技运动的类型和级别。②患者的健康水平。③心血管危险因素状况。④存在运动诱发的心肌缺血或运动诱发的心律失常。⑤心肌功能障碍的证据。

根据诊断测试的结果，建议对CHD患者进行危险分层（图7-2）。

（2）存在以下所有情况，则为运动诱发的心脏不良事件低风险人群：①CAG显示主要冠状动脉无严重狭窄（＜70%）或左主干＜50%。②LVEF≥50%，CMR或血管造影（无室壁运动异常）。③运动能力正常。④在休息时和最大负荷试验期间无

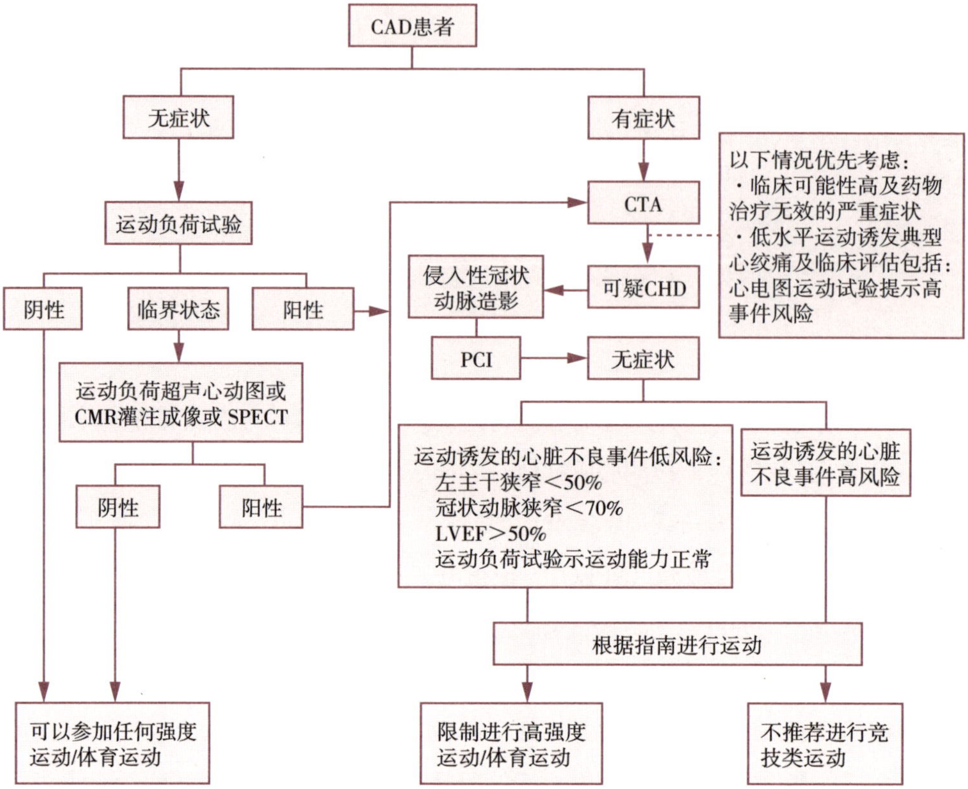

图7-2 冠心病患者临床危险分层和运动建议

注：CHD，冠心病；CTA，冠状动脉CT血管造影；PCI，经皮冠状动脉介入治疗；CMR，心脏磁共振；LVEF，左心室射血分数。

运动诱发的心肌缺血。⑤休息时和最大运动负荷试验期间无严重的快速性室性心律失常，即非持续性室性心动过速（NSVT）、多态性多形性或非常频繁频发的心室额外搏动室性期前收缩（VEBs）。

（3）至少存在以下任意一项情况，则为运动诱发的心脏不良事件高风险人群。①CAG显示主要冠状动脉狭窄＞70%或左主干＞50%，和/或FFR＜0.8和/或iFR＜0.9。②基础LVEF≤50%且室壁运动异常。③运动诱发心肌缺血：2个胸导联出现＞0.1mV ST段水平型或下倾斜型压低＞0.1mV（J点后80ms处）或ST段抬高＞0.1mV（非Q波导联，除外主动脉瓣置换术），或在低强度运动或运动后新出现的左束支传导阻滞。④静息和运动负荷试验期间出现非持续性室性心动过速、多源态性或频发室性期前收缩。⑤12个月内的ACS±PCI或手术血运重建术。⑥运动时头晕或晕厥。⑦CMR成像显示严重心肌瘢痕形成。

建议如下。

1）经最佳药物治疗后，如功能检查仍提示存在缺血证据，可主要考虑血运重建。

2）心脏事件低风险的CHD患者建议选择性地参加竞技运动。

3）经最佳治疗后仍存在残余心肌缺血的患者，应限制进行竞技运动，建议进行低于诱发缺血阈强度的休闲活动。

4）高风险的CHD患者，应暂时限制进行竞技运动，并接受合适的管理治疗（图7-1）。运动过程中有严重心肌缺血的CHD患者，应优化抗缺血治疗；反复心肌缺血者应进行血运重建。

5）建议心绞痛、ACS或急性心肌梗死（AMI）后血运重建的患者立即开始运动康复。

6）ACS或AMI运动员患者进行运动康复的时间取决于心肌损伤和重塑的程度，至少应在3个月后进行连续评估。

7）非ST段抬高型心肌梗死或血运重建完全且无残余心肌缺血的稳定型CHD患者，可以加快运动训练进阶速度，逐渐增加运动强度至目标强度。且运动康复训练负荷逐步增加之后，再进行更剧烈的运动训练和比赛（竞技运动）。

8）建议在PCI术后至少3个月，再恢复参加竞技运动。

9）合并CHD的运动员在开始进行双联抗血小板治疗时，因存在出血风险，避免进行身体接触类运动，但治疗稳定后则可以。建议至少每年进行1次定期心脏评估。

4. 体力活动（PA）水平评估　根据患者的PA水平和运动习惯，为患者选择合适的运动方式、运动时间，确定恰当的初始运动强度及运动进阶速度。目前常用的PA水平评估方法包括明尼苏达休闲时间活动问卷（MLTPAQ）、Duke活动状态指数（DASI）及国际体力活动量表（IPAQ）中文版短卷和长卷。

（二）危险分层

通过临床综合评估，对患者进行危险分层，分为低危、中危和高危（表7-5）。

表7-5 PCI术后患者运动康复危险分层

分类	低危[①]	中危[②]	高危[③]
运动或恢复期症状及心电图改变	运动或恢复期无心绞痛症状或心电图缺血改变 血流动力学正常	中度运动（5.0～6.9 METs）或恢复期出现心绞痛症状或心肌缺血改变	低水平运动（＜5.0METs）或恢复期出现心绞痛症状或心肌缺血改变 运动试验中或恢复期出现血流动力学异常
心律失常	无休息或运动引起的复杂心律失常	休息或运动时未出现复杂室性心律失常	休息或运动时出现复杂室性心律失常
再血管化后并发症	AMI溶栓后血管再通或PCI/CABG后血管再通且无合并症	AMI患者PCI或CABG术后无合并心源性休克或心力衰竭	AMI患者PCI或CABG术后合并心源性休克或心力衰竭
心理障碍	无心理障碍	无严重心理障碍	严重心理障碍
LVEF（%）	≥50	40～49	＜40
峰值摄氧量［ml/（min·kg）］	≥20	15～19	＜15
峰值摄氧量百分预计值（% pred）	≥80	65～79	＜65
AT［ml/（min·kg）］	≥15	12～14	＜12
功能储备（METs）	≥7	5～7	≤5
心肌肌钙蛋白浓度	正常	正常	升高
PCI	择期PCI、单支病变	急诊PCI、部分重建	PCI、多支病变
血运重建	无并发症的急性心肌梗死史和/或行完全性血运重建	—	有并发症的AMI史或行不完全性血运重建 有心搏骤停史或植入心脏除颤装置

注：LVEF，左心室射血分数；①每一项都符合为低危；②存在任意一项为中危或不属于低危和高危的患者也为中危；③存在任意一项为高危；AT，无氧阈。

（三）运动期间心电监护级别

PCI术后患者在运动训练初期均应进行心电监护，当患者了解自己的安全运动水平，经过心脏康复医生评估后可减少或停止心电监测，采用心率带或心率表监测靶心率。

1. 低危患者　在开始运动训练6～12次需持续心电监测，在心脏康复专业医务人员评估后，可停止心电监测，采用心率带或心率表监测靶心率。

2. 中危患者　在开始运动训练至少12次以上持续心电监测，由心脏康复专业医务人员评估后，可减少或停止心电监测，采用心率带或心率表监测靶心率。

3. 高危患者　所有运动过程均应持续心电监测，全程做好急救准备。

（四）个性化运动处方

根据PCI术后患者临床综合评估结果，制订个体化运动处方（表7-6）。运动处方包括热身运动、运动训练（有氧运动、抗阻训练、平衡功能训练）和整理运动3部分，遵循FITTVP原则，即运动频率（frequency）、运动强度（intensity）、运动时间（time）、运动方式（type）、运动量（volume）、运动进阶（progression）。制订有氧运动强度的推荐无氧阈法（AT）、摄氧量储备法（VO_2R）、心率储备法（HRR）、峰值心率百分比法。抗阻运动负荷依据1-RM（one repetition maximum）或5-RM来确定。1-RM是指各个肌群的1次最大耐受力量，在实际工作中很难测定，常采用“理论最大负荷方法”计算1-RM和抗阻训练负荷。

主观疲劳感觉和运动愉悦感测试对运动强度进行调整或细化，包括Borg主观用力程度分级（RPE）量表（表7-7）、OMNI量表（表7-8）和谈话测试，作为制订运动强度的辅助手段。

（五）运动康复过程中的一般注意事项

（1）每次运动训练都包括热身运动、运动训练（有氧运动和/或抗阻训练）和整理运动，病情越重的患者热身和整理运动时间宜越长。

（2）抗阻训练前必须有5～10分钟的有氧运动热身，同一肌群练习时间应间隔至少48小时；用力时呼气，放松时吸气，避免Valsalva动作。

（3）抗阻训练介入时机：PCI术后至少3周，心肌梗死或CABG术后至少5周内不推荐中到高强度抗阻训练。

表7-6 CHD患者运动处方实施建议

	有氧运动	抗阻运动	柔韧性运动	平衡功能训练
运动频率	至少3天/周，最好≥5天/周；高危患者建议3天/周起始	2～3天/周，隔天一次或上下肢交替	≥2～3天/周，最好每天1次	≥2～3天/周
运动强度	①进行运动负荷试验测试的CCS患者，无症状限制 高危患者：40%～60% HRR、VO_2R、VO_2 peak和/或METs peak，和/或AT 低危和中危患者：40%～80% HRR、VO_2R、VO_2 peak和/或METs peak，和/或AT 高危患者：30%～40% HRR，37%～45% PeakVO_2或85% AT，RPE 9～11分 中危患者：40%～60% HRR，37%～64% PeakVO_2或AT，RPE 12～13分 低危患者：60%～90% HRR，64%～70% PeakVO_2，RPE 12～16分 ②进行症状限制性运动负荷试验或CPET或6MWT过程中存在缺血阈水平的CCS患者 运动强度的心率应＜10次/分缺血阈水平对应心率 ③未行运动负荷试验的CCS患者 高危患者：靶心率≤HRrest＋20次/分，RPE评分11～14分 中危患者：靶心率≤HRrest＋30次/分，RPE评分13～14分 低危患者：靶心率≤HRrest＋30次/分，RPE评分13～16分	以四肢大肌群和核心肌群训练为主 ①上肢：30%～40%1RM ②下肢：50%～60%1RM 每个动作重复10～15次为1组，完成1～3组，无显著疲劳感 RPE评分 ①高危患者：11～12分 ②中危患者：13～14分 ③低危患者：13～14分	有牵拉感觉，但无疼痛	—

续 表

	有氧运动	抗阻运动	柔韧性运动	平衡功能训练
运动时间	每次20～30分钟，根据患者耐受情况而定 高危患者建议进行间歇性训练，每次3～5分钟，总时间可至20分钟 中危患者：建议20分钟起始，逐渐延长时间到30分钟 低危患者：建议20分钟起始，逐渐延长时间到45分钟	每个动作重复1～3组，每次10～15分钟	静态拉伸维持15秒，建议每个肌群重复≥4次，期间保持正常呼吸，5～10分钟	每次5～10分钟，每天2～5次
运动方式	上肢或下肢功率/等级踏车、运动平板、椭圆机、划船机，慢走或快走等	自身抗重力（如俯卧撑、半俯卧撑）、哑铃、抗阻运动器械、沙袋、弹力带或弹力管等	四肢大关节和下背部的静态或动态拉伸	双足站立、单腿站立、太极、瑜伽等
运动进阶	在开始运动4～6周，每1～2周酌情增加运动时间5～10分钟，遵循运动量逐渐增加原则：先增加运动时间（10～15分钟），再增加运动强度 在运动训练中出现以下情况需调整运动强度：①最大心率未达靶心率。②运动强度增加1METs，而血压增加不足10mmHg。③RPE评分＜12分，调整时需密切监测患者运动过程中反应	患者能够轻松完成抗阻运动处方，可上调5%的负荷重量：先增加每组个数、组数，再增加重量	静态或动态拉伸时间逐渐增加到30秒，以能耐受为宜	基本训练原则为：双足至单足、睁眼至闭眼、静态至动态，强度由易至难

表7-7 RPE与主观运动感觉、相对强度及相应心率间的关联

RPE	主观运动感觉	相对强度（%）	相应心率（次/分）
6	安静	0	—
7	非常轻松	7.1	70
8		14.3	—
9	很轻松	21.3	90
10		28.6	—
11	轻松	35.7	110
12		42.9	—
13	有点用力	50.0	130
14		57.2	—
15	用力	64.3	150
16		71.5	—
17	很用力	78.5	170
18		85.8	—
19	非常用力	95.0	190
20		100.0	200

注：相对强度×10＝相应心率值。

表7-8　改良呼吸困难量表

评分	呼吸困难程度
0	一点也不
0.5	极轻微
1	非常轻微
2	轻度
3	中度
4	略严重
5～6	严重
7～9	非常严重
10	极度呼吸困难

注：谈话测试如下。运动时可以顺畅说话，为低强度；运动时呼吸急促、气喘，但可以断断续续说话，为中等强度；运动时如果不能完整说话，为高强度。

（4）感冒、发热、腹泻、乏力、女性月经期暂停运动训练；糖尿病患者禁止空腹运动训练。

（5）运动训练中需立即停止运动的情况包括：①出现症状，如胸闷、气短、恶心、呕吐、头晕或明显的呼吸困难等。②血压反应异常，运动中收缩压≥220mmHg或者血压下降≥10mmHg。③心电图异常，出现严重的室性或房性心律失常或缺血性ST-T改变。④呼吸功能受限，出现呼吸频率＞40次/分或异常呼吸模式。

（6）对于具有高危因素的CHD患者，尤其具有中至高度心脏事件风险（如近期血运重建、心力衰竭、室壁瘤等）患者建议进行医疗监督和监测。监护应包括在运动前、中、后检查血压和心率。如果患者在运动过程中、后出现新发症状、体征、血压异常、室性期前收缩或室性心律失常增多，应延长心电监护时间。

（7）对调整β受体阻滞剂剂量的患者，建议根据如下原则指导运动强度：①监测体征和症状。②记录RPE及最近一次功率运动时的RPE反应，可将对应的HR和RPE作为患者运动的新目标强度。

（8）正在服用利尿剂治疗的患者，发生低血压、头晕等容量不足、低钾血症或直立性低血压的风险较高，尤其是在运动后。因此应注意观察患者运动后血压的反应，有无头晕及心律失常的症状，同时鼓励适当饮水。

（9）始终避免吸烟，运动前、中、后适当补充水分，使身体活动的强度能够适应环境条件、温度、湿度和海拔。

（10）运动后15分钟内，避免洗热水澡，这可能会导致心率增加和心律失常。

（六）存在合并症患者的运动注意事项

见表7-9。

表7-9 CHD存在合并症时的运动注意事项

合并症	运动注意事项
糖尿病	中等或高水平的血酮或尿酮：血糖＞13.9mmol/L时暂缓运动训练；当血糖＞16.7mmol/L，即使血酮正常，运动训练也应谨慎 使用胰岛素或服用磺脲类和格列奈类药物（如服用瑞格列奈、那格列奈和米格列奈等，2～3小时内进行体育运动）会增加运动相关低血糖的风险。建议随身携带快速补充碳水化合物来源的食物（如糖果）治疗低血糖，必要时提供胰高血糖素治疗严重低血糖 周围神经病变：限制可能引起足部创伤的运动，如长时间徒步旅行、慢跑或不平坦的路面上行走；建议进行非负重类运动（如骑自行车、椅子运动、游泳）。但如果足底溃疡未愈合，应避免水上运动 糖尿病视网膜病变：任何患有不稳定或未经治疗的增生性视网膜病变、近期全视网膜光凝术或其他眼部手术治疗的患者，禁止进行运动锻炼；尤其应避免剧烈、高强度的活动，包括举重和等长运动等 糖尿病肾病：避免导致血压过度升高的运动（如举重、高强度有氧运动），并在活动期间避免Valsalva动作
高血压	未控制的高血压不建议进行抗阻训练，但中度高血压（收缩压＞160mmHg或舒张压＞100mmHg）不是进行抗阻训练的绝对禁忌证，应接受适当降压治疗，避免举重或屏气

续　表

合并症	运动注意事项
佩戴起搏器或心血管植入型电子器械（CIED）患者	建议参考《2021 EAPC/EHRA共识文件：心脏植入式电子设备受者多因素综合心脏康复》进行评估 术后4～6周内避免同侧手臂过度外展和抗阻训练。注意：手臂运动幅度大的运动（排球、篮球、网球、高尔夫、攀岩），由于锁骨下组织挤压，可能会增加后期电极损坏的风险 避免进行有胸部创伤风险的体育活动（如橄榄球、拳击、武术），避免损伤电极/起搏器或皮肤穿孔
房颤	进行体育活动前，应排除结构性心脏病或甲状腺功能亢进、酗酒和滥用药物，以及其他会导致房颤的主要原因。在原发病完全治疗之前，避免进行高强度的体育活动 对于复发性、症状性房颤和/或因运动影响房颤而不愿意接受药物治疗患者，推荐进行房颤消融治疗
肥胖	超重患者应谨慎使用有关生物力学的方式如椭圆机，可能会增加失衡或坠落的风险 间歇运动适用于运动持续时间和强度有限制的患者，应密切监测并防止运动过度 减重项目一般需要16～24周，而早期心脏康复项目持续时间为12周，防止患者不能长期坚持
慢性疼痛	对于合并慢性腰痛、骨性关节炎的冠心病患者，建议骨科、康复科就诊，临床医生评估后，不需要手术治疗的患者，可参考慢性腰痛2021 APTA腰痛指南和第11版ACSM'S指南的骨性关节炎部分，同时进行心脏康复和骨关节康复专业指导

（七）运动性疲劳测定

运动性疲劳是一种常见的由运动导致的综合性生理过程，表现为机体不能持续其功能在特定水平上和/或不能维持预定的运动强度。由于运动量不同，运动性疲劳分为轻度、中度和重度3个层次（表7-10）。

表7-10 不同程度运动性疲劳的外在表现

表现	轻度	中度	重度
自我感觉	无任何不适	疲劳、腿痛、心悸	恶心、呕吐等
面容或面色	稍红	相当红	十分红，有时呈紫色
排汗量	不多	较多	非常多
呼吸	中等轻快	显著加快	显著加快
动作	步态轻稳	步伐摇摆不稳	

参考文献

[1] JCS Joint Working Group. Guidelines for rehabilitation in patients with cardiovascular disease (JCS 2012) [J]. Circ J, 2014, 78 (8): 2022-2093.

[2] XIAO J. Exercise for cardiovascular disease prevention and treatment [M]. Singapore: Springer Nature, 2017.

[3] 中国医师协会心血管内科医师分会预防与康复专业委员会. 经皮冠状动脉介入治疗术后运动康复专家共识 [J]. 中国介入心脏病学杂志, 2016, 24 (7): 361-369.

[4] PELLICCIA A, SHARMA S, GATI S, et al. 2020 ESC guidelines on sports cardiology and exercise in patients with cardiovascular disease [J]. Eur Heart J, 2021, 42 (1): 17-96.

[5] AMBROSETTI M, ABREU A, CORRÀ U, et al. Secondary prevention through comprehensive cardiovascular rehabilitation: from knowledge to implementation. 2020 update. A position paper from the secondary prevention and rehabilitation section of the European Association of Preventive Cardiology [J]. Eur J Prev Cardiol, 2021, 28 (5): 460-495.

[6] American Association of Cardiovascular and Pulmonary Rehabilitation. AACVPR guidelins for cardiac rehabilitation programs [M]. 6th ed. Champaign: Human Kinetics, 2021: 301-302.

[7] KIM C, SUNG J, LEE J H, et al. Clinical practice guideline for cardiac rehabilitation in Korea [J]. Ann Rehabil Med, 2019, 43 (3): 355-443.

[8] Scottish Intercollegiate Guidelines Network (SIGN). Cardiac rehabilitation: a national clinical guideline [EB/OL]. (2017-07) [2022-01-20]. https://www.sign.ac.uk/media/1047/sign150.pdf.

[9] THOMPSON P D，FRANKLIN B A，BALADY G J，et al. Exercise and acute cardiovascular events placing the risks into perspective：a scientific statement from the American Heart Association Council on Nutrition，Physical Activity，and Metabolism and the Council on Clinical Cardiology [J]. Circulation，2007，115（17）：2358-2368.
[10] FRANKLIN B A，THOMPSON P D，AL-ZAITI S S，et al. Exercise-related acute cardiovascular events and potential deleterious adaptations following long-term exercise training：placing the risks into perspective-an update：a scientific statement from the American Heart Association [J]. Circulation，2020，141（13）：e705-e736.
[11] SOGA Y，YOKOI H，ANDO K，et al. Safety of early exercise training after elective coronary stenting in patients with stable coronary artery disease [J]. Eur J Cardiovasc Prev Rehabil，2010，17（2）：230-234.
[12] BELARDINELLI R，PAOLINI I，CIANCI G，et al. Exercise training intervention after coronary angioplasty：the ETICA trial [J]. J Am Coll Cardiol，2001，37（7）：1891-1900.
[13] GOTO Y，SUMIDA H，UESHIMA K，et al. Safety and implementation of exercise testing and training after coronary stenting in patients with acute myocardial infarction [J]. Circ J，2002，66（10）：930-936.
[14] ROFFI M，WENAWESER P，WINDECKER S，et al. Early exercise after coronary stenting is safe [J]. J Am Coll Cardiol，2003，42（9）：1569-1573.
[15] PAVY B，ILIOU M C，MEURIN P，et al. Safety of exercise training for cardiac patients：results of the French registry of complications during cardiac rehabilitation [J]. Arch Intern Med，2006，166（21）：2329-2334.
[16] HASKELL W L. Cardiovascular complications during exercise training of cardiac patients [J]. Circulation，1978，57（5）：920-924.
[17] THOMPSON P D，FRANKLIN B A，BALADY G J，et al. Exercise and acute cardiovascular events placing the risks into perspective：a scientific statement from the American Heart Association Council on Nutrition，Physical Activity，and Metabolism and the Council on Clinical Cardiology [J]. Circulation，2007，115（17）：2358-2368.
[18] SAITO M，UESHIMA K，SAITO M，et al. Safety of exercise-based cardiac rehabilitation and exercise testing for cardiac patients in Japan：a nationwide survey [J]. Circ J，2014，78（7）：1646-1653.
[19] SCHEINOWITZ M，HARPAZ D. Safety of cardiac rehabilitation in a medically supervised，community-based program [J]. Cardiology，2005，103（3）：113-117.
[20] WENGER N K，FROELICHER E S，SMITH L K，et al. Cardiac rehabilitation as secondary prevention. Agency for Health Care Policy and Research and National Heart，Lung，and Blood Institute [J]. Clin Pract Guidel Quick Ref Guide Clin，1995，17：1-23.
[21] HOOTMAN J M，MACERA C A，AINSWORTH B E，et al. Epidemiology of musculoskeletal injuries among sedentary and physically active adults [J]. Med Sci Sports

Exerc，2002，34（5）：838-844.
[22] HOOTMAN J M，MACERA C A，AINSWORTH B E，et al. Association among physical activity level，cardiorespiratory fitness，and risk of musculoskeletal injury [J]. Am J Epidemiol，2001，154（3）：251-258.
[23] Physical Activity Guidelines Advisory Committee. Physical Activity Guidelines Advisory Committee Report，2008 [EB/OL].（2008-05-23）. https：//health.gov/our-work/nutrition-physical-activity/physical-activity-guidelines/previous-guidelines/2008-physical-activity-guidelines/advisory-report.
[24] PIEPOLI M F，HOES A W，AGEWALL S，et al. 2016 European Guidelines on cardiovascular disease prevention in clinical practice：the Sixth Joint Task Force of the European Society of Cardiology and Other Societies on Cardiovascular Disease Prevention in Clinical Practice（constituted by representatives of 10 societies and by invited experts）Developed with the special contribution of the European Association for Cardiovascular Prevention & Rehabilitation（EACPR）[J]. Eur Heart J，2016，37（29）：2315-2381.
[25] PIEPOLI M F，CORRA U，ADAMOPOULOS S，et al. Secondary prevention in the clinical management of patients with cardiovascular diseases. Core components，standards and outcome measures for referral and delivery：a policy statement from the cardiac rehabilitation section of the European Association for Cardiovascular Prevention and Rehabilitation [J]. Eur J Prev Cardiol，2014，21（6）：664-681.
[26] PIEPOLI M F，CORRA U，BENZER W，et al. Secondary prevention through cardiac rehabilitation：from knowledge to implementation. A position paper from the Cardiac Rehabilitation Section of the European Association of Cardiovascular Prevention and Rehabilitation [J]. Eur J Cardiovasc Prev Rehabil，2010，17（1）：1-17.
[27] BALADY G J，WILLIAMS M A，ADES P A，et al. Core Components of Cardiac Rehabilitation/Secondary Prevention Programs：2007 Update：a Scientific Statement From the American Heart Association Exercise，Cardiac Rehabilitation，and Prevention Committee，the Council on Clinical Cardiology；the Councils on Cardiovascular Nursing，Epidemiology and Prevention，and Nutrition，Physical Activity，and Metabolism；and the American Association of Cardiovascular and Pulmonary Rehabilitation [J]. Circulation，2007，115（20）：2675-2682.
[28] HAYKOWSKY M，SCOTT J，ESCH B，et al. A meta-analysis of the effects of exercise training on left ventricular remodeling following myocardial infarction：start early and go longer for greatest exercise benefits on remodeling [J]. Trials，2011，12：92.
[29] ESC Study Group of Sports Cardiology，BÖRJESSON M，ASSANELLI D，et al. ESC Study Group of Sports Cardiology：recommendations for participation in leisure-time physical activity and competitive sports for patients with ischaemic heart disease [J]. Eur J Cardiovasc Prev Rehabil，2006，13（2）：137-149.

[30] American College of Sports Medicine（ACSM）. ACSM’s Guidelines for Exercise Testing and Prescription [M]. 11th ed. Wolters Kluwer，2021b.
[31] NELSON K M，BOYKO E J，KOEPSELL T. All-cause mortality risk among a national sample of individuals with diabetes [J]. Diabetes Care，2010，33（11）：2360-2364.
[32] ROSS R，BLAIR S N，ARENA R，et al. Importance of assessing cardiorespiratory fitness in clinical practice：a case for fitness as a clinical vital sign：a scientific statement from the American Heart Association [J]. Circulation，2016，134（24）：e653-e699.
[33] 邱玲，刘遂心. 徒手评定方法及其在心肺康复中的应用 [J]. 中华物理医学与康复杂志，2016，38（6）：468-472.
[34] RIEBE D，FRANKLIN B A，THOMPSON P D，et al. Updating ACSM’s recommendations for exercise preparticipation health screening [J]. Med Sci Sports Exerc，2015，47（11）：2473-2479.
[35] Department of Health. Exercise prescription doctor’s handbook 2012 [EB/OL]. http：//exerciserx.cheu.gov.hk.
[36] BORJESSON M，DELLBORG M，NIEBAUER J，et al. Brief recommendations for participation in leisure time or competitive sports in athletes-patients with coronary artery disease：summary of a Position Statement from the Sports Cardiology Section of the European Association of Preventive Cardiology（EAPC）[J]. Eur J Prev Cardiol，2020，27（7）：770-776.
[37] CHUGH S S，WEISS J B. Sudden cardiac death in the older athlete [J]. J Am Coll Cardiol，2015，65（5）：493-502.
[38] THOMPSON P D，MYERBURG R J，LEVINE B D，et al. Eligibility and disqualification recommendations for competitive athletes with cardiovascular abnormalities：Task Force 8：coronary artery disease：a scientific statement from the American Heart Association and American College of Cardiology [J]. J Am Coll Cardiol，2015，66（21）：2406-2411.
[39] STEWART R A H，HELD C，HADZIOSMANOVIC N，et al. Physical activity and mortality in patients with stable coronary heart disease [J]. J Am Coll Cardiol，2017，70（14）：1689-1700.
[40] BISCAGLIA S，CAMPO G，SORBETS E，et al. Relationship between physical activity and long-term outcomes in patients with stable coronary artery disease [J]. Eur J Prev Cardiol，2020，27（4）：426-436.
[41] SILVA A K，BARBOSA M P，BERNARDO A F，et al. Cardiac risk stratification in cardiac rehabilitation programs：a review of protocols [J]. Rev Bras Cir Cardiovasc，2014，29（2）：255-265.
[42] FLETCHER G F，ADES P A，KLIGFIELD P，et al. Exercise standards for testing and training：a scientific statement from the American Heart Association [J]. Circula-

tion，2013，128（8）：873-934.
[43] DUNCAN G E，ANTON S D，SYDEMAN S J，et al. Prescribing exercise at varied levels of intensity and frequency：a randomized trial [J]. Arch Intern Med，2005，165（20）：2362-2369.
[44] LEE I M，SESSO H D，OGUMA Y，et al. Relative intensity of physical activity and risk of coronary heart disease [J]. Circulation，2003，107（8）：1110-1116.
[45] American Association of Cardiovascular and Pulmonary Rehabilitation. Rehabilitation Guidelines for Cardiac Rehabilitation Programs [M]. 6th ed. Champaign：Human Kinetics，2021.
[46] ALBERT C M，MITTLEMAN M A，CHAE C U，et al. Triggering of sudden death from cardiac causes by vigorous exertion [J]. N Engl J Med，2000，343（19）：1355-1361.
[47] SUAYA J A，STASON W B，ADES P A，et al. Cardiac rehabilitation and survival in older coronary patients [J]. J Am Coll Cardiol，2009，54（1）：25-33.
[48] BORG G. Perceived exertion in working capacity tests [A] //BORG G. Borg's Perceived exertion and pain scales [M]. Champaign：Human Kinetics，1998：54-62.
[49] BORG G，HASSMEN P，LAGERSTROM M. Perceived exertion related to heart rate and blood lactate during arm and leg exercise [J]. Eur J Appl Physiol Occup Physiol，1987，56（6）：679-685.
[50] NOBLE B J，BORG G A，JACOBS I，et al. A category-ratio perceived exertion scale：relationship to blood and muscle lactates and heart rate [J]. Med Sci Sports Exerc，1983，15（6）：523-528.
[51] GAMMON C，PFEIFFER K A，PIVARNIK J M，et al. Age-related differences in OMNI-RPE scale validity in youth：a longitudinal analysis [J]. Med Sci Sports Exerc，2016，48（8）：1590-1594.
[52] ROBERTSON R J，GOSS F L，DUBE J，et al. Validation of the adult OMNI scale of perceived exertion for cycle ergometer exercise [J]. Med Sci Sports Exerc，2004，36（1）：102-108.
[53] BOK D，RAKOVAC M，FOSTER C. An examination and critique of subjective methods to determine exercise intensity：the talk test，feeling scale，and rating of perceived exertion [J]. Sports Med，2022，52（9）：2085-2109.
[54] HARDY C J，REJESKI W J. Not what，but how one feels：the measurement of affect during exercise [J]. J Sport Exer Psych，1989，11：304-317.
[55] POLLOCK M，FRANKLIN B，BALADY G，et al. AHA Science Advisory. Resistance exercise in individuals with and without cardiovascular disease：benefits，rationale，safety，and prescription：an advisory from the Committee on Exercise，Rehabilitation，and Prevention，Council on Clinical Cardiology，American Heart Association；Position paper endorsed by the American College of Sports Medicine [J]. Circulation，2000，

101 (7): 823-833.
[56] MACEDO R M, FARIA-NETO J R, COSTANTINI C O, et al. Phase I of cardiac rehabilitation: a new challenge for evidence based physiotherapy [J]. World J Cardiol, 2011, 3 (7): 248-255.
[57] SQUIRES R W, KAMINSKY L A, PORCARI J P, et al. Progression of exercise training in early outpatient cardiac rehabilitation: an official statement from the American Association of Cardiovascular and Pulmonary Rehabilitation [J]. J Cardiopulm Rehabil Prev, 2018, 38 (3): 139-146.
[58] SAWKA M N, BURKE L M, EICHNER E R, et al. American College of Sports Medicine position stand. Exercise and fluid replacement [J]. Med Sci Sports Exerc, 2007, 39 (2): 377-379.
[59] KANALEY J A, COLBERG S R, CORCORAN M H, et al. Exercise/Physical activity in individuals with type 2 diabetes: a consensus statement from the American College of Sports Medicine [J]. Med Sci Sports Exerc, 2022, 54 (2): 353-368.
[60] PEDRETTI R F E, ILIOU M C, ISRAEL C W, et al. Comprehensive multicomponent cardiac rehabilitation in cardiac implantable electronic devices recipients: a consensus document from the European Association of Preventive Cardiology (EAPC; Secondary prevention and rehabilitation section) and European Heart Rhythm Association (EHRA) [J]. Eur J Prev Cardiol, 2021, 28 (15): 1736-1752.
[61] GEORGE S Z, FRITZ J M, SILFIES S P, et al. Interventions for the management of acute and chronic low back pain: revision 2021 [J]. J Orthop Sports Phys Ther, 2021, 51 (11): CPG1-CPG60.
[62] 赵斌. 体育保健康复指南 [M]. 北京：人民卫生出版社，2020：67-77.

执笔：谢慕蓉

审校：刘遂心 弭守玲 张 剑 谢康玲

第八章

膳食营养管理

一、目前该领域的循证证据

（一）合理膳食

（1）不健康膳食是心血管疾病的危险因素，可使心血管疾病发病风险增加13%～38%。

（2）保持健康的饮食习惯和控制膳食总能量的摄入是促进心血管健康的关键：低盐、低脂饮食，补充适量蛋白质，多吃粗纤维食物，减少脂类和糖类的摄入，避免暴饮暴食，少量多餐，避免加重心脏的负担，多食新鲜的水果和蔬菜，保持大便畅通。

（3）膳食中增加全谷物的摄入，可降低15%的冠心病和25%的卒中发生风险。

（4）增加蔬菜、水果的摄入：建议每天摄入蔬菜300～500g，水果200～350g。蔬菜和水果可提供丰富的微量营养素、膳食纤维和植物化学物，降低卒中和冠心病患病风险及心血管病死亡风险。

（5）限盐补钾：人群观察性研究发现膳食钠盐摄入量与高血压、心血管病死亡及疾病负担呈正相关，膳食摄入的钾含量与其呈负相关。

（6）高盐摄入是公认的证据最强的高血压危险因素。中国营养学会推荐钠盐量5g/d以内。

（7）钾摄入量和心血管疾病死亡的研究证据强度有限，但我国成人钾摄入量普遍低于WHO和中国营养学会推荐的水平。因此，在推荐患者减少钠盐摄入量的同时，鼓励增加膳食钾摄入量特别是天然富含钾食物的摄入量，每天钾摄入≥4.7g。富含钾的食物多有坚果、豆类、瘦肉，桃、香蕉、苹果、西瓜、橘子等水果，以及海带、木耳、蘑菇、紫菜等，且可同时提供健康需要的维生素和纤维素。

（8）大量证据表明，过高的饱和脂肪酸摄入会增加血脂异常、肥胖、动脉粥样硬化及冠心病的发生风险，反式脂肪酸摄入过量可使冠心病发生风险增加39%。建议以单不饱和脂肪和多不饱和脂肪替代饱和脂肪，避免反式脂肪的摄入。

（9）饮酒与心血管疾病之间的关系比较复杂，目前仍有很多问题不能明确。不提倡非饮酒者选择少量饮酒去获得心血管的保护作用。

（10）目前认为最安全的饮酒量为零，强烈建议心血管疾病患者滴酒不沾。如出于社交等非健康原因不得不饮酒，每人每日最高饮酒量不超过15g。

（11）冠心病患者接受PCI术后，更应该养成平衡膳食的良好习惯，保持合理的膳食结构；同时需要注意进食时间及频率，有助于预防心血管代谢疾病，保持心血管健康。

（二）营养不良与营养过剩

（1）营养不良在心血管疾病患者中普遍存在，是影响心血管疾病预后的危险因素，明显增加患者全因死亡风险。

（2）营养不良容易引发心血管疾病患者免疫功能下降及贫血等症状，促进动脉粥样硬化，加重疾病对患者的危害程度。

（3）早期营养不良的诊断有利于早期营养干预及改善临床结局，提高生活质量，促进心脏康复。

（4）营养过剩肥胖者应在膳食指导基础上，进行医学营养减重，维持标准体重。控制体重可减少心血管疾病的发病和死亡。

（5）与正常体重者相比，超重和肥胖者冠心病的发生风险分别增加13%和39%。尤其是中心性肥胖，应该保持正常体重指数（BMI）和腰围，鼓励控制体重（BMI＜24），男性腰围＜90cm，女性腰围＜85cm。

二、本指南的专业建议

对冠心病患者PCI术后个体化营养建议，以预防为理念，防治心血管疾病再发的健康生活方式为基础，需要基于患者实际膳食摄入、症状、心理及用药情况。重症患者预期寿命较短的，建议综合考虑预后、对生活质量和潜在预期益处及营养治疗的负担后，以舒适为基础，不应进行过度的生活方式矫正，因其获益可能十分有限。

（1）对患者的生活方式及行为进行评判。

（2）教育患者选择有益于心血管健康的饮食模式，如地中海膳食、DASH膳食及中国居民平衡膳食。地中海膳食或DASH膳食模式，有助于预防或管理高血压、血脂异常，有助于控制体重和预防糖尿病。在培养健康膳食模式习惯的初期，建议在心血管疾病管理团队设置专人指导，也可通过心血管疾病患者营养管理软件（如NuMaC软件）作为患者在院外获取具体指导内容的补充渠道。

（3）素食可显著降低冠心病的发生。素食能够降低BMI、血脂和血压，进而降低32%的冠心病发生风险因素。但素食可能缺乏许多营养素，如维生素B_{12}、维生素D、 ω-3脂肪酸、铁、钙、肉碱、锌及一些优质氨基酸和蛋白质，容易发生瘦肌肉质量降低。素食者建议定期营养科门诊随诊和指导。

（4）冠心病患者PCI术后膳食过渡及膳食管理，可在心血管疾病管理团队中设置专人指导，或联合营养专科会诊或门诊管理，也可通过心血管疾病患者营养管理软件（如NuMaC软件）随访管理。

（5）冠心病患者PCI术后不推荐饮酒，出于社交等非健康原因不得不饮酒者，应限制每天酒精摄入量＜15g，但合并肝肾功能不全、高血压、房颤、妊娠者不应饮酒。如有酒精依赖及戒酒意向者，应考虑转诊至相应支持治疗（成瘾专家）。

（6）询问患者是否服用膳食补充剂（包括维生素）及其原因。虽然许多研究已证明营养补充剂可改善心血管疾病终点，但尚未经大规模RCT证实，一般建议通过多样化膳食获取营养素。如存在膳食摄入不均衡，建议通过医生或者营养师进行营养素摄入评价后再进行补充，常见需要补充水溶性膳食纤维、蛋白粉、中链甘油三酯（MCT）等。

（7）营养不足者，在膳食指导的基础上，可适当进行营养制剂补充，可营养科门诊咨询。

（8）减重可带来代谢及功能方面获益，故对特定患者（尤其是年轻、因超重而活动受限、病态肥胖等群体）应建议减重，宜每月进行营养门诊随访，控制适宜体重。但对于存在慢性心力衰竭管理的患者，减重可能较为困难。

（9）每次门诊随诊时询问膳食摄入情况，进行营养风险筛查和营养评估，防止营养不良的发生。建议每年2次规律血液检查、维生素水平及其他微量元素检测。

三、专业建议如何落地和执行

（1）通过信息化手段进行管理，利用心血管疾病患者营养管理软件（如NuMaC软件）对患者进行膳食质量评价、营养风险筛查、营养评估及代谢指标监测，或进行自我管理期间的跟进评估。根据风险筛查结果和膳食调查情况为其建立个体化膳食结构目标，开具包含膳食指导和个性化营养素及个性化食谱的营养处方。

（2）通过信息化手段的应用，加强患者监测和随访管理，提高患者健康素养，进行宣教及培训授课。

（3）针对营养过剩肥胖患者每月随诊，了解体重指数、依从性、不良反应及心理状况等内容，防止体重恢复，设定进一步减重目标。

（4）多学科联合管理。一方面加强心血管团队营养专业的学习和培训，另一方面要加强多学科合作管理，心血管团队联合营养专科、心理专科、运动医学专科、康复专科等多学科对患者进行综合管理。

（5）PCI术后患者可进行医学营养管理（图8-1）。鉴于目前相关研究不充分，建议根据《中国居民膳食指南（2023）》进行膳食质量评价；目前尚无一种评定方法可以全面评估患者的营养状况，建议应当综合考虑患者一般情况、膳食调查、人体

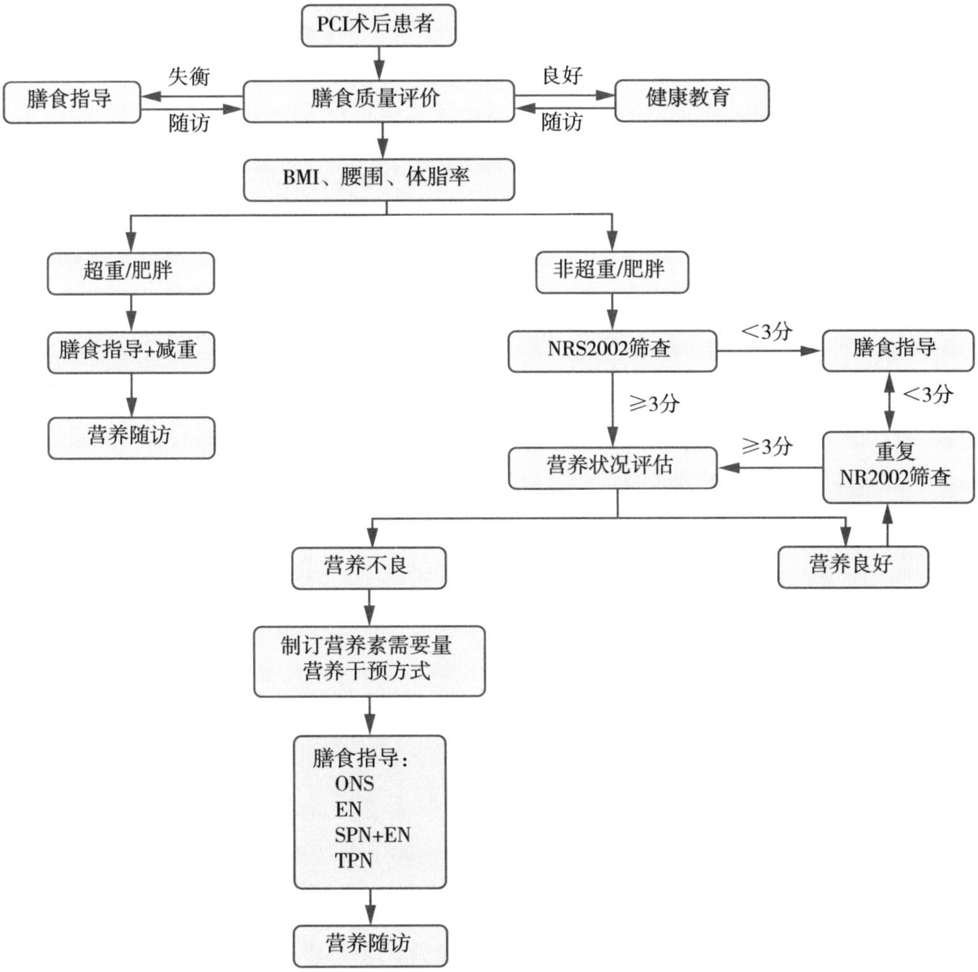

图8-1　PCI术后患者医学营养管理实施规范流程

注：ONS，口服营养补充；EN，肠内营养；SPN，补充性肠外营养；TPN，全胃肠外营养。

测量、人体组成测定、代谢检测、生化检验、临床检查等内容，结合评估工具进行评估，建议采用全球营养不良领导倡议（GLIM）标准进行营养不良诊断和严重程度分级（表8-1、表8-2）。

表8-1 全球营养不良领导倡议（GLIM）表型和病因诊断营养不良标准

表型标准			病因标准	
非自主性体重减轻	肌肉丢失	BMI	摄入或吸收减少	炎症或疾病负担
6个月内减轻＞5% 6个月以上减轻＞10%	通过如双能X线吸收测定法（DXA）、生物电阻抗法（BIA）、CT或MRI等评估机体肌肉丢失程度	70岁以下：＜18.5 70岁及以上：＜20	摄入≤50%需求超过1周或摄入减少超过2周，或患有任何影响食物消化、吸收的慢性胃肠疾病	炎性相关疾病如急性疾病/创伤 慢性相关疾病如恶性肿瘤、慢性阻塞性肺疾病、充血性心力衰竭、慢性肾衰竭或任何伴随慢性或复发性炎症的慢性病

表8-2 全球营养不良领导倡议（GLIM）营养不良程度分级

营养不良阶段	表型标准		
	非自主性体重减轻	肌肉丢失	BMI
阶段1：中度营养不良（满足任一表型标准）	6个月内减轻5%～10% 6个月以上减轻10%～20%	轻至中度丢失	70岁以下：＜18.5 70岁及以上：＜20
阶段2：重度营养不良（满足任一表型标准）	6个月内减轻＞10% 6个月以上减轻＞20%	重度丢失	70岁以下：＜17.0 70岁及以上：＜17.8

参考文献

[1] 北京高血压防治协会，北京糖尿病防治协会，北京慢性病防治与健康教育研究会，等. 基层心血管病综合管理实践指南2020［J］. 中国医学前沿杂志（电子版），2020，12（8）：1-73.

[2] 袁惠. 经桡动脉冠脉造影及冠脉支架植入术的围术期护理 [J]. 微创医学，2016，11（5）：810-812.

[3] 郑士玉，马鸿雁，孙凤. 冠心病患者PCI术后二级预防管理模式的应用价值分析 [J]. 当代医学，2019，25（29）：50-52.

[4] 中国营养学会. 中国居民膳食指南（2022）[M]. 北京：人民卫生出版社，2022.

[5] HE F J，TAN M，MA Y，et al. Salt reduction to prevent hypertension and cardiovascular disease：JACC state-of-the-art review [J]. J Am Coll Cardiol，2020，75（6）：632-647.

[6] NEAL B，WU Y，FENG X，et al. Effect of salt substitution on cardiovascular events and death [J]. N Engl J Med，2021，385（12）：1067-1077.

[7] SETH A，MOSSAVAR-RAHMANI Y，KAMENSKY V，et al. Potassium intake and risk of stroke in women with hypertension and nonhypertension in the Women's Health Initiative [J]. Stroke，2014，45（10）：2874-2880.

[8] AENIKOKO A，IDE N，SHIVASHANKAR R，et al. Core strategies to increase the uptake and use of potassium-enriched low-sodium salt [J]. Nutrients，2021，13（9）：3203.

[9] 中华医学会心血管病学分会，中国康复医学会心血管病专业委员会，中国老年学学会心脑血管病专业委员会. 冠心病康复与二级预防中国专家共识 [J]. 中华心血管病杂志，2013，41（4）：267-275.

[10] 胡大一. 认真做实支架术后心脏康复和二级预防服务 [J]. 慢性病学杂志，2020，22（6）：801-802.

[11] HAN C，LIU F，YANG X，et al. Ideal cardiovascular health and incidence of atherosclerotic cardiovascular disease among Chinese adults：the China-PAR project [J]. Sci China Life Sci，2018，61（5）：504-514.

[12] KIM H，CAULFIELD L E，REBHOLZ C M. Healthy plant-based diets are associated with lower risk of all-cause mortality in US adults [J]. J Nutr，2018，148（4）：624-631.

[13] SATIJA A，BHUPATHIRAJU S N，SPIEGELMAN D，et al. Healthful and unhealthful plant-based diets and the risk of coronary heart disease in US adults [J]. J Am Coll Cardiol，2017，70（4）：411-422.

[14] DECABO R，MATTSON M P. Effects of intermittent fasting health，aging，and disease [J]. N Engl J Med，2019，381（26）：2541-2551.

[15] ST-ONGE M-P，ARD J，BASKIN M L，et al. Meal timing and frequency：implications for cardiovascular disease prevention：a scientific statement from the American Heart Association [J]. Circulation，2017，135（9）：e96-e121.

[16] 杨珍珍，彭瑜，张钲. 营养状态评估与心血管疾病关系的研究进展 [J]. 心血管康复医学杂志，2018，27（5）：599-602.

[17] RAPOSEIRAS R S，ABU A E，CESPÓN F M，et al. Prevalence and prognostic sig-

nificanceof malnutrition in patients with acute coronary syndrome [J]. J Am Coll Cardiol，2020，76（7）：828-840.

[18] 辛奕. 老年慢性心血管疾病患者营养与临床结局相关性 [J]. 继续医学教育，2019，33（10）：53-55.

[19] 崔红元，朱明炜，韦军民，等. 不同疾病患者住院期间营养状态变化的调查研究 [J]. 中华外科杂志，2017，55（4）：297-302.

[20] 王勃诗. 营养不良成老年病罪魁祸首营养专家帮您开出食疗养生处方 [J]. 中国食品，2017，(23)：148-151.

[21] SARGENTO L，LONGO S，LOUSADA N，et al. The importance of assessing nutritional status in elderly patients with heart failure [J]. Curr Heart Fail Rep，2014，11（2）：220-226.

[22] 中国心血管疾病患者居家康复专家共识编写组. 中国心血管疾病患者居家康复专家共识 [J]. 中国循环杂志，2022，37（2）：108-121.

[23] 田园，杨淞淳，余灿清，等. 中国成年人中心性肥胖与缺血性心脏病发病风险的前瞻性研究 [J]. 中华流行病学杂志，2018，39（9）：1172-1178.

[24] 中华人民共和国卫生行业标准. 成人体重判定WS/T428-2013 [S]. 北京：中国标准出版社，2016.

[25] ARNETT D K，BLUMENTHAL R S，ALBERT M A，et al. 2019 ACC/AHA Guideline on the Primary Prevention of Cardiovascular Disease：a report of the American College of Cardiology/American Heart Association Task Force on Clinical Practice Guidelines [J]. J Am Coll Cardiol，2019，74（10）：e177-e232.

[26] ROSENZWEIG J L，BAKRIS G L，BERGLUND L F，et al. Primary prevention of ASCVD and T2DM in patients at metabolic risk：an Endocrine Society* Clinical Practice Guideline [J]. J Clin Endocrinol Metab，2019，104（9）：3939-3985.

[27] PIEPOLI M F，HOES A W，AGEWALL S，et al. 2016 European Guidelines on Cardiovascular Disease Prevention in Clinical Practice：the Sixth Joint Task Force of the European Society of Cardiology and Other Societies on Cardiovascular Disease Prevention in Clinical Practice（constituted by representatives of 10 societies and by invited experts）Developed with the special contribution of the European Association for Cardiovascular Prevention and Rehabilitation（EACPR）[J]. Eur Heart J，2016，37（29）：2315-2381.

[28] ECKEL R H，JAKICIC J M，ARD J D，et al. 2013 AHA/ACC guideline on lifestyle management to reduce cardiovascular risk：a report of the American College of Cardiology/American Heart Association Task Force on Practice Guidelines [J]. J Am Coll Cardiol，2014，63（25 Pt B）：2960-2984.

[29] CROWE F L，APPLEBY P N，TRAVIS R C，et al. Risk of hospitalization or death from ischemic heart disease among British vegetarians and nonvegetarians：results from the EPIC-Oxford cohort study [J]. Am J Clin Nutr，2013，97（3）：597-603.

[30] ORLICH M J, SINGH P N, SABATÉ J, et al. Vegetarian dietary patterns and mortality in adventist health study 2 [J]. JAMA Intern Med, 2013, 173 (13): 1230-1238.
[31] MIEDEMA M D, PETRONE A, SHIKANY J M, et al. Association of fruit and vegetable consumption during early adulthood with the prevalence of coronary artery calcium after 20 years of follow-up: the coronary artery risk development in young adults (CARDIA) study [J]. Circulation, 2015, 132 (21): 1990-1998.
[32] DAUCHET L, AMOUYEL P, HERCBERG S, et al. Fruit and vegetable consumption and risk of coronary heart disease: a meta-analysis of cohort studies [J]. J Nutr, 2006, 136 (10): 2588-2593.
[33] INGENBLEEK K, MCCULLY K S. Vegetarianism produces subclinical malnutrition, hyperhomocysteinemia and atherogenesis [J]. Nutrition, 2012, 28 (2): 148-153.
[34] VEST A R, CHAN M, DESWAL A, et al. Nutrition, obesity, and cachexia in patient with heart failure: a consensus Statement from the Heart Failure Society of America Scientific Statements Committee [J]. J Card Failure, 2019, 25 (5): 380-400.

执笔、审校：刘英华　张新胜　李丽雅

第九章

戒烟管理

一、目前该领域的循证证据

（1）吸烟显著增加冠心病患者PCI术后的全因死亡风险，且吸烟量越大、吸烟时间越长，死亡风险越高。

（2）吸烟是冠心病患者PCI术后出现主要心脑血管不良事件的重要危险因素，且吸烟量越大、吸烟时间越长，不良事件发生的风险越高。

（3）吸烟是冠心病患者PCI术后再狭窄的重要独立危险因素，且吸烟量越大、吸烟时间越长，术后再狭窄发生的风险越高。

（4）吸烟可影响冠心病患者PCI术后抗栓治疗的远期疗效，其机制可能与降低抗栓药物的血小板活化作用有关。

（5）冠心病PCI术后戒烟的患者，全因死亡风险和再干预风险显著低于术后持续吸烟的患者。

二、本指南的专业建议

（一）首诊应询问每位患者的吸烟史

帮助吸烟者戒烟对于冠心病PCI术后恢复非常重要。医护人员是帮助吸烟患者戒烟的最佳人选。医护人员在提供医疗照护过程中，应建立首诊问询吸烟史制度，帮助吸烟患者了解吸烟的危害，提高戒烟意愿，提供戒烟帮助并安排随访。

（二）判断吸烟者是否吸烟成瘾及评估烟草依赖程度方法

（1）吸烟可以成瘾，称为烟草依赖。烟草依赖是一种慢性致死性疾病，国际疾病分类（ICD-10）编码为F 17.2。

（2）我国平均2位吸烟者中，就有1位患有烟草依赖。全国约有1.835亿吸烟者患有烟草依赖。

（3）烟草依赖是造成吸烟者持久吸烟的重要原因。对于未成瘾的吸烟者，可依靠毅力戒烟；但对于患烟草依赖的吸烟者，前往戒烟门诊寻求专业的戒烟帮助有助于提高戒烟成功率。

（4）当医护人员识别出吸烟者患有烟草依赖并评估严重程度后，应在病历中明确“烟草依赖”诊断。

（5）判断吸烟者是否吸烟成瘾的方法：根据《中国临床戒烟指南（2015年版）》，在过去1年内体验过或表现出下列6项中的至少3项，可诊断为烟草依赖：①强烈渴求吸烟。②难以控制吸烟行为。③当停止吸烟或减少吸烟量后，出现戒断症状。④出现烟草耐受表现，即需要增加吸烟量才能获得过去吸较少量烟即可获得的吸烟感受。⑤为吸烟而放弃或减少其他活动及喜好。⑥不顾吸烟的危害而坚持吸烟。

（6）评估烟草依赖程度的方法：目前普遍通过法氏尼古丁依赖评估量表（FTND，表9-1）评估吸烟者的烟草依赖程度，其中，0～3分为轻度依赖，4～6分为中度依赖，≥7分为重度依赖。

表9-1　FTND量表（可设小程序）

评估内容	0分	1分	2分	3分
您早晨醒来后多长时间吸第一支烟？	＞60分钟	31～60分钟	6～30分钟	≤5分钟
您是否在许多禁烟场所很难控制吸烟	否	是		
您认为哪一支烟您最不愿意放弃？	其他时间	早晨第一支		
您每天抽多少支卷烟？	≤10支	11～20支	21～30支	＞30支
您早晨醒来后第1个小时是否比其他时间吸烟多？	否	是		
您卧病在床时仍旧吸烟吗？	否	是		

（三）戒烟干预方法

1. 简短戒烟干预方法　是指医护人员在临床诊疗过程中，为吸烟者提供快捷有效的戒烟建议和帮助。简短戒烟干预一般耗时不超过3分钟。具体流程见图9-1。

2. “5A”戒烟干预方法　对于愿意戒烟的吸烟者，建议采取“5A”戒烟干预方案。

询问（Ask）：询问并记录患者的吸烟情况。

建议（Advise）：以明确、强烈、个体化的话语建议吸烟患者戒烟。

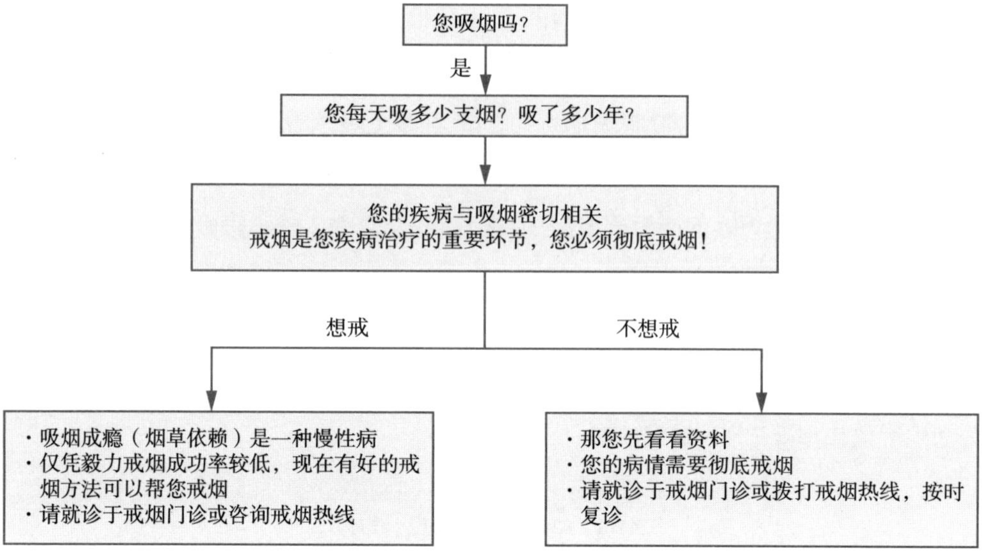

图9-1　简短戒烟干预流程

评估（Assess）：评估吸烟者的戒烟意愿。

帮助（Assist）：为吸烟患者提供戒烟帮助。

安排随访（Arrange）：吸烟者开始戒烟后，应安排随访至少6个月，其间随访次数不宜少于6次。

3. “5R”戒烟干预方法　对于暂时没有戒烟意愿的吸烟者，建议采取“5R”干预方案。

相关（Relevance）：使吸烟者认识到戒烟与其自身和家人的健康密切相关。

危害（Risk）：使吸烟者认识到吸烟的严重健康危害。

益处（Rewards）：使吸烟者充分认识到戒烟的健康益处。

障碍（Roadblocks）：使吸烟者知晓和预估戒烟过程中可能遇到的问题和障碍，让他们了解现有的戒烟干预方法（如咨询和药物）可以帮助他们克服这些障碍。

反复（Repetition）：反复对吸烟者进行上述戒烟动机干预。

4. 帮助吸烟者做好戒烟前的准备工作

（1）确定戒烟日：选择一个重要的日子作为戒烟日，如节日、生日等。从这一天开始一口烟也不要再吸。

（2）创造一个有利于戒烟的环境：扔掉家里、车里、办公室及随身携带的烟、打火机、烟灰缸等与吸烟有关的物品，告诉其他吸烟者自己正在戒烟，避免去容易吸烟的场所。

（3）回顾以往的戒烟经历：总结以前戒烟的经验，找出哪些有助于戒烟，哪些易导致复吸。

（4）寻求支持：告诉配偶、亲戚、朋友、同事自己正在戒烟中，希望得到他们的鼓励和支持。

（5）戒烟承诺书：与自己签订一份戒烟承诺书，并留一份给支持者，获得别人的鼓励和督促。

5. 戒烟药物

（1）目前全球各国戒烟临床指南均指出，戒烟药物可以缓解戒断症状，明显提高戒烟成功率。

（2）不是所有的吸烟者都需要使用戒烟药物才能成功戒烟，但应向每一位希望获得戒烟帮助的吸烟者提供有效戒烟药物的信息。

（3）对于还未准备戒烟的吸烟者，仍可推荐使用戒烟药物治疗，而非等待吸烟者自己准备戒烟。

（4）当前一线戒烟药物包括尼古丁替代疗法（NRT）药物、盐酸安非他酮缓释片及酒石酸伐尼克兰。

（5）作为非处方药，NRT药物包括尼古丁贴片、咀嚼胶、含片等，不同剂型在戒烟疗效方面无显著差异，可遵从戒烟者的意愿选择。NRT药物可以在药店或医院买到，可使戒烟成功率提高至少1倍。使用NRT贴片或咀嚼胶的疗程应至少达到12周。当单一NRT药物效果不明显时，可联合使用两种NRT药物。一旦开始尝试戒烟，应规律使用NRT药物。

（6）盐酸安非他酮缓释片是处方药物，应在戒烟日前1周开始使用，并至少使用7周。常见不良反应包括口干、失眠和头痛等。

（7）酒石酸伐尼克兰是处方药物，可使长期戒烟率提高2倍以上。酒石酸伐尼克兰应在戒烟日前1周开始使用，并规律使用12周。常见的不良反应包括恶心、异常梦境和睡眠障碍。

（8）酒石酸伐尼克兰和盐酸安非他酮缓释片存在一些禁忌证和需要慎用的情况，

应严格依照说明书指导戒烟者使用。

（9）应对戒烟药物的使用情况进行监测，包括是否发生不良反应、规律服用情况及戒烟效果等。

（10）戒烟药物可能会影响体内其他药物（如氯氮平、华法林等）的代谢，必要时应根据药物说明书调整这些药物的使用剂量。

6. 戒烟热线　戒烟热线的有效性已经被很多研究所证实。戒烟热线具有易获得、服务对象广泛、更符合成本-效益的优势。如果吸烟者在戒烟的过程中遇到困难，可拨打全国专业戒烟热线400-808-5531，经专业培训的热线咨询员会为吸烟者提供有效的戒烟帮助。

7. 新型戒烟方法——移动戒烟

（1）随着互联网技术的不断发展，移动戒烟技术同样可为吸烟者提供戒烟帮助。与传统的医疗模式相比，移动戒烟技术可丰富并拓展现有的治疗与管理模式，为吸烟者的戒烟管理提供监测、监督、考核、评价的便捷手段，在一定程度上弥补了医疗资源不足、交通不便利等带来的问题，同时降低了医疗费用。

（2）我国移动戒烟项目主要包括微信公众号“在线戒烟”（图9-2）、微信小程序“在线戒烟”、官方网站“在线戒烟网”3部分内容。吸烟者可通过微信公众号“在线戒烟”进行戒烟报名，并获得个性化戒烟提醒；微信小程序“在线戒烟”包含“我要戒烟”“新闻资讯”“科普材料”三大模块，吸烟者可通过参加“我要戒烟”获取戒烟帮助，包括设立戒烟日、戒烟打卡等。“在线戒烟网”是移动戒烟项目的门户网站，包括吸烟危害、戒烟益处、如何戒烟、报名戒烟、戒烟地图、健康科普等板块。

图9-2　“在线戒烟”微信公众号二维码

三、专业建议如何落地和执行

（1）医护人员应将戒烟治疗整合到日常临床工作中，使每位吸烟者都能够获得及时、有效的戒烟帮助。

（2）充分运用信息化手段。利用移动戒烟方法对吸烟者的戒烟过程进行全流程跟踪、管理与评估，并根据评估结果进一步提供个体化戒烟帮助。

参考文献

[1] STEELE L，PALMER J，LLOYD A，et al. The impact of smoking on mortality after acute ST-segment elevation myocardial infarction treated with primary percutaneous coronary intervention：a retrospective cohort outcome study at 3 years [J]. J Thromb Thrombolysis，2019，47（4）：520-526.

[2] TAKAHASHI K，THUIJS D J F M，GAO C，et al. Ten-year all-cause mortality according to smoking status in patients with severe coronary artery disease undergoing surgical or percutaneous revascularization [J]. Eur J Prev Cardiol，2022，29（2）：312-320.

[3] PARASURAMAN S，ZAMAN A G，EGRED M，et al. Smoking status and mortality outcomes following percutaneous coronary intervention [J]. Eur J Prev Cardiol，2021，28（11）：1222-1228.

[4] MA W Q，WANG Y，SUN X J，et al. Impact of smoking on all-cause mortality and cardiovascular events in patients after coronary revascularization with a percutaneous coronary intervention or coronary artery bypass graft：a systematic review and meta-analysis [J]. Coron Artery Dis，2019，30（5）：367-376.

[5] FARHADIAN M，KARSIDANI S D，MOZAYANIMONFARED A，et al. Risk factors associated with major adverse cardiac and cerebrovascular events following percutaneous coronary intervention：a 10-year follow-up comparing random survival forest and Cox proportional-hazards model [J]. BMC Cardiovasc Disord，2021，21（1）：38.

[6] Redfors B，Furer A，Selker H P，et al. Effect of smoking on outcomes of primary PCI in patients with STEMI [J]. J Am Coll Cardiol，2020，75（15）：1743-1754.

[7] 李党明，孟祥兰，王崇显，等. 吸烟对冠心病支架植入术后临床预后的影响 [J]. 现代诊断与治疗，2016，27（16）：3101-3102.

[8] 陈虹，罗建春，熊妮. 术后持续吸烟对经皮冠状动脉支架置入术预后的影响：5年随访研究 [J]. 中华临床医师杂志（电子版），2013，7（15）：6933-6936.

[9] 李海滨，姜志安，刘向东，等. 89例老年冠心病患者PCI术后支架内再狭窄的影响因素 [J]. 中国老年学杂志，2015，18：5156-5157.

[10] 李原，刘海莹．中青年冠心病患者PCI术后支架内再狭窄发生情况及相关影响因素分析［J］．空军医学杂志，2017，33（5）：330-332，336．
[11] GUPTA R，KIRTANE A J，LIU Y，et al．Impact of smoking on platelet reactivity and clinical outcomes after percutaneous coronary intervention：findings from the ADAPT-DES study［J］．Circ Cardiovasc Interv，2019，12（11）：e007982．
[12] DE BOER S P M，SERRUYS P W J C，VALSTAR G，et al．Life-years gained by smoking cessation after percutaneous coronary intervention［J］．Am J Cardiol，2013，112（9）：1311-1314．
[13] LIU Z，LI Y H，CUI Z Y，et al．Prevalence of tobacco dependence and associated factors in China：Findings from nationwide China Health Literacy Survey during 2018-19［J］．Lancet Reg Health West Pac，2022，24：100464．
[14] 中华人民共和国国家卫生和计划生育委员会．中国临床戒烟指南（2015年版）［J］．北京：人民卫生出版社，2015．
[15] CAHILL K，STEVENS S，PERERA R，et al．Pharmacological interventions for smoking cessation：an overview and network meta-analysis［J］．Cochrane Database Syst Rev，2013，2013（5）：CD009329．
[16] Clinical Practice Guideline Treating Tobacco Use and Dependence 2008 Update Panel，Liaisons，and Staff．A clinical practice guideline for treating tobacco use and dependence：2008 update．A U.S．Public Health Service report［J］．Am J Prev Med，2008，35（2）：158-176．
[17] LEONE F T，ZHANG Y，EVERS-CASEY S，et al．Initiating pharmacologic treatment in tobacco-dependent adults：an Official American Thoracic Society Clinical Practice Guideline［J］．Am J Respir Crit Care Med，2020，202（2）：e5-e31．
[18] WHITTAKER R，MCROBBIE H，BULLEN C，et al．Mobile phone-based interventions for smoking cessation［J］．Cochrane Database Syst Rev，2016，4（4）：CD006611．

执笔、审校：肖　丹

第十章

情绪、双心及睡眠管理

第一节　双心康复与情绪管理

一、目前该领域的循证证据

冠心病是WHO公认的一种心身疾病，遗传、免疫、代谢、炎症、精神、心理社会、行为等多重因素在动脉粥样硬化的发生发展中起着复杂的交互作用。冠心病与人格特质、行为模式、不良情绪、抑郁焦虑及负性生活事件等关系密切。心身整合医学模式的真正转变体现了以疾病为中心向健康为中心的转化。开展主动健康生活方式的自我管理，预防心血管事件，提高生活质量，高质量回归社会，践行“健康中国行动”。

（一）人格特质

不同的人格特质使人体处于不同的心理应激状态。在心理-神经-免疫-内分泌（PNEI）系统的相互作用下，推动疾病的发生发展。其中A型人格与D型人格与冠心病具有一定相关性。

A型人格，又称A型行为模式（TABP），主要行为特点：争强好胜、竞争性、攻击性、缺乏耐心、时间匆忙感和时间紧迫感。相应的情感反应：易激惹、易怒及敌意情绪。冠心病患者普遍具有“AIAI反应”：“容易恼火”（aggravation）、“激动”（irrigation）、“发怒”（anger）和“不耐烦”（impatience）的性格特点，通过刺激交感-肾上腺素系统，引起PNEI的紊乱，促进血管痉挛、血栓形成，推动心血管疾病的发生发展。研究发现，TABP人群冠心病的发病率是非TABP人群的2倍，心肌梗死复发率则是其5倍。愤怒和敌意与心血管不良事件的风险增加有关。1978年TABP被列为冠心病的独立危险因素，但学术界对其作为一个整体对冠心病的预测效力存在分歧。

D型人格则是对已有冠心病相关人格的扩展和延伸。Denollet等研究表明，具有D型人格的冠心病患者死亡率、再次心肌梗死发病率的危险性明显增加，证实D型人格是预测冠心病死亡和非致死性心肌梗死的独立危险因素之一。主要增加冠心病不良事件和降低患者生活质量，且对不良预后的风险增加有累积效应。其主要行为特点：悲观、过分担忧、不愉快、易恼怒的负性情感（NA）和担心被拒绝、不被赞同、交往迟滞的社交抑制（SI），不愿意向别人倾诉，应对不佳时会采取经验性回避，随之出现更多的负性情绪，长期处于慢性压力中不能积极应对疾病，导致康复缓慢。

（二）抑郁焦虑

抑郁、焦虑等负性情绪是心血管事件的独立危险因素，也是冠心病患者预后结局的心理预测因素。有31%～45%的冠心病患者伴随抑郁症状，且女性患病率高于男性。中国慢性病前瞻性研究发现，重度抑郁症是心脏病的危险因素之一，城镇居民的风险增加更为显著。INTERHEART研究发现，我国急性心肌梗死患者的抑郁症患病率为21.7%，抑郁与急性心肌梗死的相关性高于其他51个国家和地区。冠心病患者中焦虑障碍与重大心血管疾病风险、病残及生活质量有关。我国急性冠脉综合征患者合并焦虑或抑郁1年内非致死性心肌梗死和再住院风险分别增加约2倍和5倍，焦虑、抑郁共病个体分别增加约6倍和14倍，到急诊就诊次数和1年内医疗花费明显增加。冠心病患者的死亡率不仅与抑郁情绪有关，还与抑郁的严重水平呈正相关。

二、本指南的专业建议及落地执行

医护人员在多学科团队实施心脏康复中应重视心身康复。关注患者的情绪、生活满意度、情感支持及生活目标，让其放松心态、关注当下，提高自我效能感，采取积极应对方式，促进健康行为，提高生活质量。早期识别干预是关键，主动健康行为是重点。早期开展包括压力管理训练、生活方式改善和相关药物治疗。

（一）早期自我评估

基于美国心脏协会发布的“精神健康、身心健康及大脑－心脏－身体关联”科学声明，积极评估冠心病患者的精神心理健康，对判断心血管事件的发生及干预策略的确定具有指导价值。

1. 人格特质评估　重点关注冠心病患者TABP中敌意、愤怒因子及D型人格的筛查与评估。

A型行为模式问卷（TABPQ）评分标准：两部分分数相加，最高分为50分，将29～50分定义为A型人格。

D型人格量表（DS-14）评分标准：采用“完全不符合”（0分）到“完全符合”（4分）的5点记分法。NA与SI均须≥10分确定为D型人格。

2. 抑郁焦虑评估“二问法” 采用患者健康问卷-2项（PHQ-2）进行抑郁筛查和广泛性焦虑问卷2项（GAD-2）进行焦虑筛查。若PHQ-2得分≥2分，则建议采用PHQ-9进一步评估抑郁情绪程度。若GAD-2得分≥2分，则建议采用GAD-7进一步评估焦虑情绪程度。躯体症状较多时推荐患者健康问卷-15项（PHQ-15）或躯体化症状自评量表进行评估。

PHQ-9评分标准：总分0～4分没有抑郁；5～9分属于轻度抑郁，观察等待，随访时重复PHQ-9；10～14分属于中度抑郁，制订治疗计划，考虑咨询，随访和/或药物治疗；15～19分属于中重度抑郁，积极药物治疗和/或心理治疗；20～27分属于重度抑郁，立即首先选择药物治疗，若对治疗无效，建议精神科联络会诊。

GAD-7评分标准：0～4分为无焦虑症状；5～9分为轻度焦虑症状；10～14分为中度焦虑症状；15～21分为重度焦虑症状。

躯体化症状自评量表评分标准：＜30分为正常，30～39分为轻度，40～59分为中度，60分以上为重度。

PHQ-15评分标准：0～4分为无躯体症状，5～9分为轻度躯体症状，10～14分为中度躯体症状，15～30分为重度躯体症状。

（二）健康教育

提供及时持续的心理健康教育有助于提高患者对心脏心理健康问题的认识。首先让患者了解自己的性格类型及缺陷所在，了解人格与冠心病相关的机制，进行性格重塑的意义教育。综合运用倾听、共情、无条件积极关注、接纳、肯定化等技术消除患者的恐惧心理，恢复其治疗信心。调动其社会支持系统，指导患者及其家属积极控制突发事件引起的精神心理变化和情绪应激，维持良好的情绪体验及平衡心态。要让患者学会感知自己的身体，减轻内心痛苦，改善睡眠质量，建立健康的生活节奏。

（三）心理干预

主要包括认知行为疗法、理性情绪疗法、正念减压疗法、支持性心理治疗等，可显著降低冠心病合并焦虑抑郁患者的心血管死亡率。通过唤醒患者专注力，加强情绪和压力管理，改善整体心身健康状态。实施压力管理工具包括生物反馈、引导意象、冥想、认知行为指导、正念减压、腹式呼吸、音乐治疗、渐进式肌肉放松、光照疗法、运动、睡眠等。

1. 认知行为疗法（CBT） 在改善冠心病并抑郁症患者的心理状况及生活质量方面有一定帮助，但对心脏相关病死率无显著影响。①具体认知方法：帮助患者认识自动思维，纠正错误认识，提出积极想法；帮助患者建立求助动机，建立良好医患关系。②具体行为疗法：通过渐进性肌肉放松训练，培养生活情趣，修心养性，保持内环境平衡。

2. 运动治疗 规律的有氧运动可有效调节交感神经及迷走神经张力，改善心力储备及运动功能，促进患者体适能和心脏功能的恢复，改善情绪状态，从而使患者更积极主动地接受心脏康复。研究证实，有氧间歇运动训练后冠心病患者的抑郁量表评分显著降低，峰值耗氧量也得到改善。可参考《冠心病康复与二级预防中国专家共识》综合评估后制订个体化的运动方案。太极拳、八段锦、五禽戏等融合中医文化精粹的传统养生功法，有效减轻冠心病患者焦虑抑郁程度，改善临床症状，提高患者自我效能和生活质量。

3. 理性情绪疗法 用有效的沟通与患者对话，用诚挚的态度获得患者信任，进一步了解其对冠心病治疗的理解层次及需求。通过制订个体化的方案协助患者找到负性情绪的源头，并告知其如何进行自我调节，缓解负性情绪，走出心理误区。

4. 正念减压疗法（MBSR） 是正念疗法中的一种，对降低冠心病患者的焦虑抑郁症状、感知压力、血压和BMI均有效。正念训练侧重于其对身体及心理状态的关注，通过改善专注力、身体意识、情感及自我观点，关注当下，激发自身内在力量，促进个人意识成长，以积极的心态来对待疾病，获得平和自信自爱的健康心态，利于冠心病患者心身康复。

5. 放松训练 通过有意识地放松全身肌肉，从而使整个机体活动水平降低，最终达到心理上松弛，有助于减轻冠心病患者的焦虑和抑郁。常用方法有呼吸放松法、肌肉放松法、想象放松法、冥想放松法、生物反馈法等。也可与音乐疗法相结合，对冠心病患者的收缩压、心率、呼吸频率、睡眠质量和疼痛均产生有益的影响，可以改善心脏手术患者的睡眠质量。

6. 药物治疗　对冠心病患者合并抑郁干预治疗的4个重要临床试验（抗抑郁药舍曲林心肌梗死随机试验、改善冠心病患者康复临床试验、加拿大心脏患者群抗抑郁药及心理治疗疗效随机试验、心肌梗死和抑郁干预试验）均证明，药物可明显改善焦虑抑郁症状，并具有心血管安全性。目前5-羟色胺再摄取抑制剂主要用于冠心病合并不同程度的抑郁症、焦虑症、惊恐障碍、强迫症等，是相关共识中推荐的首选药物。

参考文献

[1] KIM Y K，AMIDFAR M，WON E. A review on inflammatory cytokine-induced alterations of the brain as potential neuralbiomarkers in post-traumatic stress disorder [J]. Prog Neuropsychopharmacol Biol Psychiatry，2019，91：103-112.

[2] PETER R S，MEYER M L，MONS U，et al. Long-term trajectories of anxiety and depression in patients with stable coronary heart disease and risk of subsequent cardiovascular events [J]. Depress Anxiety，2020，37（8）：784-792.

[3] KUBZANSKY L D，HUFFMAN J C，BOEHM J K，et al. Positive psychological well-being and cardiovascular disease：JACC Health Promotion Series [J]. J Am Coll Cardiol，2018，72（12）：1382-1396.

[4] FRIEDMAN M，ROSENMAN R H. Association of specific overt behavior pattern with blood and cardiovascular findings；blood cholester ollevel，blood clotting time，incidence of areus senilis，and clinical coronary artery disease [J]. J Am Med Assoc，1959，169（12）：1286-1296.

[5] ROSENMAN R H，BRAND R J，JENKINS D，et al. Coronary heart disease in Western Collaborative Group Study. Final follow-up experience of 8.5 years [J]. JAMA，1975，233（8）：872-877.

[6] CHIDA Y，STEPTOE A. The association of anger and hostility with future coronary heart disease：a meta-analytic review of prospective evidence [J]. J Am Coll Cardiol，2009，53（11）：936-946.

[7] DENOLLET J，SYS S U，BRUTSAERT D L. Personality and mortality after myocardial infarction [J]. Psychosom Med，1995，57（6）：582-591.

[8] DENOLLET J. DS14：standard assessment of negative affectivity，social inhibition，and Type D personality [J]. Psychosom Med，2005，67（1）：89-97.

[9] DENOLLET J，SYS S U，STROOBANT N，et al. Personality as independent predictor of long-term mortality inpatients with coronary heart disease [J]. Lancet，1996，347（8999）：417-421.

[10] O'DELL K R, MASTERS K S, SPIELMANS G I, et al. Does type-D personality predict outcomes among patients with cardiovascular disease? A meta-analytic review [J]. J Psychosom Res, 2011, 71 (4): 199-206.

[11] DU J, ZHANG D, YIN Y, et al. The personality and psychological stress predict major adverse cardiovascular events in patients with coronary heart disease after percutaneous coronary intervention for five years [J]. Medicine (Baltimore), 2016, 95 (15): e3364.

[12] VACCARINO V, BREMNER J D. Behavioral, emotional and neurobiological determinants of coronary heart disease risk in women [J]. Neurosci Biobehav Rev, 2017, 74 (Pt B): 297-309.

[13] LIU N, PAN X F, YU C, et al. Association of major depression with risk of ischemic heart disease in a mega-cohort of Chinese adults: the China Kadoorie Biobank study [J]. JAHA, 2016, 5 (12): e004687.

[14] TEO K K, LIU L, CHOW C K, et al. Potentially modifiable risk factors associated with myocardial infarction in China: the INTERHEART China study [J]. Heart, 2009, 95 (22): 1857-1864.

[15] FOLDES-BUSQUE G, DIONNE C E, TURCOTTE S, et al. Epidemiology and prognostic implications of panic disorder and generalized anxiety disorder in patients with coronary artery disease: rationale and design for a longitudinal cohort study [J]. BMC Cardiovasc Disord, 2021, 21 (1): 26.

[16] XIA K, WANG L F, YANG X C, et al. Comparing the effects of depression, anxiety, and comorbidity on quality-of-life, adverse outcomes, and medical expenditure in Chinese patients with acute coronary syndrome [J]. Chin Med J (Engl), 2019, 132 (9): 1045-1052.

[17] KUHLMANN S L, AROLT V, HAVERKAMP W, et al. Prevalence, 12-month prognosis, and clinical management need of depression in coronary heart disease patients: a prospective cohort study [J]. Psychother Psychosom, 2019, 88 (5): 300-311.

[18] LEVINE G N, COHEN B E, COMMODORE-MENSAH Y, et al. Psychological health, well-being, and the mind-heart-body connection: a scientific statement from the American Heart Association [J]. Circulation, 2021, 143 (10): e763-e783.

[19] LICHTMAN J H, BIGGER J T JR, BLUMENTHAL J A, et al. Depression and coronary heart disease: recommendations for screening, referral, and treatment: a science advisory from the American Heart Association Prevention Committee of the Council on Cardiovascular Nursing, Council on Clinical Cardiology, Council on Epidemiology and Prevention, and Interdisciplinary Council on Quality of Care and Outcomes Research: endorsed by the American Psychiatric Association [J]. Circulation, 2008, 118 (17): 1768-1775.

[20] WU Y，TAO Z，QIAO Y，et al. Prevalence and characteristics of somatic symptom disorder in the elderly in a community-based population：a large-scale cross-sectional study in China [J]. BMC Psychiatry，2022，22（1）：257.
[21] JIANG M，ZHANG W，SU X，et al. Identifying and measuring the severity of somatic symptom disorder using the Self-reported Somatic Symptom Scale-China（SSS-CN）：a research protocol for a diagnostic study [J]. BMJ Open，2019，9（9）：e024290.
[22] RICHARDS S H，ANDERSON L，JENKINSON C E，et al. Psychological interventions for coronary heart disease：cochrane systematic review and meta-analysis [J]. Eur J Prev Cardiol，2018，25（3）：247-259.
[23] GESCHWIND N，ARNTZ A，BANNINK F，et al. Positive cognitive behavior therapy in the treatment of depression：a randomized order within-subject comparison with traditional cognitive behavior therapy [J]. Behav Res Ther，2019，116：119-130.
[24] REAVELL J，HOPKINSON M，CLARKESMITH D，et al. Effectiveness of cognitive behavioral therapy for depression and anxiety in patients with cardiovascular disease：a systematic review and meta-analysis [J]. Psychosom Med，2018，80（8）：742-753.
[25] MILANI R V，LAVIE C J. Impact of cardiac rehabilitation on depression and its associated mortality [J]. Am J Med，2007，120（9）：799-806.
[26] 中华医学会心血管病学分会，中国康复医学会心血管病专业委员会，中国老年学学会心脑血管病专业委员会. 冠心病康复与二级预防中国专家共识 [J]. 中华心血管病杂志，2013，41（4）：267-275.
[27] LEE L S，TSAI M C，OH P I，et al. The effectiveness of progressive aerobicinterval training in cardiac rehabilitation [J]. Med Sci Sports Exerc，2018，50（5）：881-888.
[28] Liu J，Yu P，Lv W，et al. The 24-form Tai Chi improves anxiety and depression and upregulates miR-17-92 in coronary heart disease patients after percutaneous coronary intervention [J]. Front Physiol，2020，11：149.
[29] ZOU L，YEUNG A，QUAN X，et al. Mindfulness-based Baduanjin exercise for depression and anxiety in people with physical or mental illnesses：a systematic review and meta-analysis [J]. Int J Environ Res Public Health，2018，15（2）：321.
[30] JIANG J，CHI Q，WANG Y，et al. Five-Animal Frolics Exercise improves anxiety and depression outcomes in patients with coronary heart disease：a single-blind randomized controlled trial [J]. Evid Based Complement Alternat Med，2020，2020：6937158.
[31] 中国中医药研究促进会中西医结合心血管病预防与康复专业委员会. 稳定性冠心病中西医结合康复治疗专家共识 [J]. 中西医结合心脑血管病杂志，2019，17（3）：321-329.
[32] KABAT-ZINN J. Mindfulness-based interventions in context：past，present，and future [J]. Clin Psychol：Sci Pract，2003，10（2）：144-156.
[33] PARSWANI M J，SHARMA M P，IYENGAR S. Mindfulness-based stress reduction

program in coronary heart disease：a randomized control trial［J］. Int J Yoga，2013，6（2）：111-117.
［34］BRADT J，DILEO C，POTVIN N. Music for stress and anxiety reduction in coronary heart disease patients［J］. Cochrane Database Syst Rev，2013，28（12）：CD006577.
［35］GLASSMAN A H，O'CONNOR C M，CALIFF R M，et al. Sertraline treatment of major depression in patients with acute MI or unstable angina［J］. JAMA，2002，288（6）：701-709.
［36］BERKMAN L F，BLUMENTHAL J，BURG M，et al. Effects of treating depression and low perceived social support on clinical events after myocardial infarction：the enhancing recovery in coronary heart disease patients（ENRICHD）randomized trial［J］. JAMA，2003，289（23）：3106-3116.
［37］LESPÉRANCE F，FRASURE-SMITH N，KOSZYCKI D，et al. Effects of citalopram and interpersonal psychotherapy on depression in patients with coronary artery disease：the Canadian cardiac randomized evaluation of antidepressant and psychotherapy efficacy（CREATE）trial［J］. JAMA，2007，297（4）：367-379.
［38］HONIG A，KUYPER A M，SCHENE A H，et al. Treatment of post-myocardial infarction depressive disorder：a randomized, placebo-controlled trial with mirtazapine［J］. Psychosom Med，2007，69（7）：606-613.
［39］中国康复医学会心血管病预防与康复专业委员会，中国老年学学会心血管病专业委员会，中华医学会心身医学分会. 在心血管科就诊患者心理处方中国专家共识（2020版）［J］. 中华内科杂志，2020，59（10）：764-771.
［40］中国医师协会全科分会双心（心脏心理）学组. 心理应激导致稳定性冠心病患者心肌缺血的诊断与治疗专家共识［J］. 中华心血管病杂志，2016，44（1）：12-18.

执笔：王一波

审校：刘梅颜

第二节　睡眠管理

一、目前该领域的循证证据

（一）冠心病患者PCI术后的睡眠状况研究进展

由于睡眠对人类生理功能具有重要的调节和维持功能，冠心病患者PCI术后的睡眠障碍问题需要引起高度重视。对睡眠状况的评估应包括睡眠时间和睡眠质量。

最近一项研究对314名首次被诊断为冠心病并使用药物洗脱支架进行PCI的受试者进行近1年随访，发现其中睡眠时间过短（≤5小时/日）和过长（≥9小时/日）的患者比例分别为20%和10%，且高达51%的患者睡眠质量欠佳，即匹兹堡睡眠质量指数（PSQI）得分＞7分。另一项前瞻性队列研究提示，睡眠障碍在冠心病患者中原本就较为普遍，PCI术后反而可能有利于改善该问题：相较于基线，PCI术后1个月、3个月和6个月PSQI子量表中睡眠质量、睡眠潜伏期、睡眠紊乱和日间功能障碍得分显著降低，表明睡眠有所改善。除自我主观报告的睡眠情况外，通过多导睡眠监测等客观测量方法也发现在发生急性冠脉综合征后，患者睡眠结构受到显著干扰，并在随后6个月的时间里逐步恢复正常，且睡眠障碍在冠心病病情严重的患者中更为明显。此外，多项研究认为，睡眠质量差、睡眠潜伏期长、具有阻塞性睡眠呼吸暂停等睡眠障碍与PCI术后心源性死亡、非致死性心肌梗死、非计划性血运重建等严重不良心血管事件风险显著相关。

（二）睡眠时长与冠心病PCI术后不良心血管事件的关系

既往多项观察性研究和荟萃分析都表明，睡眠时间与包括冠心病在内各种心血管疾病之间存在U型关联，即睡眠时间过短（＜6小时）和过长（＞9小时）都与心血管疾病高风险相关。最近一项基于英国40余万大样本生物库的研究进一步证实，以单核苷酸多态性中基因风险所预测的短睡眠时间与包括冠心病在内的多种心血管疾病风险显著相关（$P < 0.001$），然而该研究未发现基因预测的长睡眠时间与心血管疾病风险间存在因果关系，表明既往观察性研究中报告的长睡眠时间与心血管疾病之间的关联可能受到其他混杂因素的影响，如抑郁症、抗抑郁药物使用、睡眠质量差、久坐等。

此外，对于冠心病PCI术后的患者，睡眠时间过短也对其临床预后存在不利影响。最近一项研究对首次被诊断为冠心病并使用药物洗脱支架进行PCI的患者做长期随访，发现在调整了人口学和临床特征多种混杂因素后，短睡眠时间的患者术后发生全因死亡、新发心肌梗死等严重不良心血管事件的风险仍显著增加（$HR = 2.18$，95%CI 1.02～4.64）。研究提示，睡眠时间过短对心血管健康的影响可能通过交感神经活动的持续激活、血管内皮功能障碍、炎症代谢产物增加、加速动脉粥样硬化等机制介导。

（三）失眠与冠心病的关系

失眠是指尽管有适当的睡眠机会和睡眠环境，仍对睡眠的时间和/或质量不满意，并影响日间社会功能的一种主观体验。越来越多证据表明，失眠作为最常见的睡眠障碍之一，与冠心病的发病率和死亡率之间存在显著关联。首先，失眠在冠心病患者中非常常见。近期一项研究发现，45%的冠心病患者有失眠的问题，且其中24%的患者在最近1周服用了镇静安眠药物。此外，多项国内外基于普通人群的队列研究和横断面研究均提示，除睡眠时间外，主观睡眠质量差与冠心病也显著相关（HR＝1.44，95%CI 1.09～1.90），而睡眠质量差的短睡眠者中冠心病的患病风险最高，尤其在女性中更为显著。Larsson等通过孟德尔随机化研究进一步证实，冠心病等心血管疾病的风险增加与失眠的遗传易感性有关，研究推测失眠可能通过交感神经系统功能障碍、下丘脑-垂体-肾上腺轴失调、炎症反应增加等病理生理机制影响心脏代谢健康。此外，睡眠质量也是影响PCI术后患者生活质量的重要影响因素之一。

二、本指南的专业建议

（一）自我评估

1. 匹兹堡睡眠质量指数（PSQI）　用于评定受试者最近1个月的睡眠质量，由19个自评条目和5个他评条目构成，其中第19个自评条目和5个他评条目不参与计分。18个自评条目分为7个成分，每个成分按0～3分的3级评分法，累计各成分得分为PSQI总分，总分范围为0～21分，得分越高，表示睡眠质量越差。受试者完成问卷通常需要5～10分钟。

2. Epworth嗜睡量表（ESS）　又称Epworth日间多睡量表，是一种十分简便的患者自我评估白天嗜睡程度的问卷。嗜睡可以通过该量表作出半客观的评定：在24分中评分＞6分提示存在嗜睡，评分＞11分则提示过度嗜睡，评分＞16分提示有危险性嗜睡。

3. 失眠严重指数（ISI）　是评估失眠严重程度的自评问卷，总分范围是0～28分，0～7分提示没有临床上显著的失眠症，8～14分提示阈下失眠症，15～21分提示临床失眠症（轻中度），22分以上提示临床失眠症（重度）。

（二）客观检查评估

失眠患者对睡眠状况的自我评估更容易出现偏差，必要时需采取客观检查手段进行甄别。

1. 多导睡眠监测（PSG） 主要用于睡眠障碍的客观评估和鉴别诊断。例如，怀疑患者有睡眠呼吸暂停综合征、周期性肢体运动性疾病或者异态睡眠，进行PSG检查会明确诊断。现行PSG除脑电图外，还包括心电图、肌电图、眼动图、胸式和腹式呼吸张力图、鼻和口通气量、体位体动、血氧饱和度及阴茎海绵体肌容积等10余个通道的生理信号。

失眠患者的PSG通常显示睡眠连续性的损害，如增加的睡眠潜伏期和睡眠起始后的觉醒时间，降低的睡眠效率（睡眠时间和总卧床时间的百分比降低）。1期睡眠可能增加而3期睡眠下降。睡眠损害的严重程度并不总是与个体的临床表现或睡眠不良的主诉相匹配，因为相对于PSG的结果，有失眠的个体通常低估睡眠时间而高估觉醒时间。定量脑电图分析显示，在睡眠起始期间和非快速眼动睡眠期间，与睡眠良好的个体相比失眠个体出现高频脑电波较多，提示失眠患者可能具有高觉醒倾向。需注意，有些患者会因睡眠环境改变而影响睡眠（首夜效应），也有部分患者在睡眠监测室的睡眠比平时好（逆首夜效应），因此一个晚上PSG出的数据并不能完全反映患者的近期睡眠状况。采取适应夜进行过渡，即在正式PSG前让患者在监测床上自然睡眠一夜而不做监测，可以减少睡眠环境改变的应激效应。

2. 体动记录仪 指采用便携工具（类似于手表，通常仪器佩戴在手腕上）收集体动信息。体动记录仪较睡眠记录有明显优势，因为它是一种直观测量方法，不存在自我报告时的主观偏见。它比PGS价格便宜很多，但无法提供深睡眠的数据或睡眠形式中需要脑电图测量的其他方面数据，测试多个夜晚可得出失眠患者夜间变化的可靠数据，除了评估睡眠参数，还可以提供短期睡眠习惯的客观数据。

（三）专业建议

鉴于冠心病患者PCI术后失眠的高发生率及其对生活质量的显著影响，常规筛查评估睡眠状况并开展针对失眠的健康管理在心血管疾病患者中具有重大意义。针对冠心病患者PCI术后的失眠问题主要是通过改变患者的信念系统，发挥其自我效能，进而改善失眠症状。失眠的认知行为疗法是一种安全有效的、由患者本人就可以操作的调整方法，通常包括认知行为疗法、刺激控制疗法、睡眠限制疗法、放松训练和睡眠卫生健康教育。

1．认知行为疗法　失眠患者对失眠本身感到恐惧，过分关注失眠的不良后果，常在临近睡眠时感到紧张、担心睡不好，这些负性情绪使睡眠进一步恶化，失眠的加重反过来影响患者的情绪，形成恶性循环。认知行为疗法的目的就是改变患者对失眠的认知偏差，改变患者对于睡眠问题的非理性信念和态度。

认知行为疗法的基本内容包括：①保持合理的睡眠期望。②不要将所有的问题都归咎于失眠。③保持自然入睡，避免过度主观的入睡意图（强行要求自己入睡）。④不要过分关注睡眠。⑤不要因为一晚没睡好就产生挫败感。⑥培养对失眠影响的耐受性。

2．刺激控制疗法　是一套改善睡眠环境与睡眠倾向（睡意）之间相互作用的行为干预措施，恢复卧床作为诱导睡眠信号的功能，使患者易于入睡，重建睡眠－觉醒生物节律。刺激控制疗法可作为独立的干预措施应用。

具体内容：①只有在有睡意时才上床。②如果卧床30分钟不能入睡，应起床离开卧室，可从事一些简单活动，等有睡意时再返回卧室睡觉。③不要在床上做与睡眠无关的活动，如进食、看电视、听收音机及玩手机等。④不论前晚睡眠时间有多长，都保持规律的起床时间。⑤日间避免小睡。

3．睡眠限制疗法　很多失眠患者企图通过增加卧床时间来增加睡眠的机会，但常常事与愿违，反而使睡眠质量进一步下降。睡眠限制疗法通过缩短卧床清醒时间，增加入睡的驱动能力以提高睡眠效率。

推荐的睡眠限制疗法具体内容如下：①减少卧床时间以使其和实际睡眠时间相符，并且只有在1周的睡眠效率超过85%的情况下才可增加15～20分钟的卧床时间。②若睡眠效率低于80%，则减少15～20分钟的卧床时间，睡眠效率在80%～85%则保持卧床时间不变。③避免日间小睡，并且保持起床时间规律。

4．放松训练　减少觉醒和促进夜间睡眠的技巧训练包括渐进性肌肉放松、指导性想象和腹式呼吸训练。患者计划进行放松训练后应坚持每天练习2～3次，环境要求整洁、安静，初期可以在专业人员指导下进行。

5. 睡眠卫生健康教育　大部分失眠患者存在不良睡眠习惯，从而破坏正常的睡眠模式，形成关于睡眠的错误概念，导致失眠。睡眠卫生健康教育主要是帮助失眠患者认识不良睡眠习惯在失眠的发生与发展中的重要作用，分析寻找形成不良睡眠习惯的原因，建立良好的睡眠习惯。

睡眠卫生健康教育的内容包括：①睡前6小时（一般下午4点以后）避免使用兴奋性物质（咖啡、浓茶或吸烟等）。②睡前不要饮酒，酒精可严重破坏正常的睡眠结构。③规律地体育锻炼，但睡前3小时应避免剧烈运动。④睡前不要大吃大喝或进食不易消化的食物。⑤睡前至少1小时内不做容易引起兴奋的脑力劳动或观看容易引起兴奋的书籍和影视节目。⑥卧室环境应安静、舒适，光线及温度适宜。⑦保持规律的作息时间。

（四）药物治疗

药物治疗原则：病因治疗、认知行为治疗和睡眠卫生健康教育的基础上，酌情给予镇静安眠药物（表10-1）。个体化、按需、间断、足量给药。连续给药一般不超过4周，如需继续给药，需每个月定期评估。

1. 苯二氮䓬类药物（BZDs）　主要通过非选择性与γ-氨基丁酸-苯二氮䓬类受体结合发挥作用。主要包括艾司唑仑、劳拉西泮、氯硝西泮等。BZDs可缩短入睡潜伏期，提高睡眠效率，但会改变睡眠结构，主要表现为慢波睡眠和快速眼动（REM）期睡眠比例下降。长期或高剂量服用可能会产生戒断现象、反跳性失眠、耐受、依赖等不良反应。

2. 非苯二氮䓬类药物（nBZDs）　新型非苯二氮䓬类药物，又称选择性苯二氮䓬受体激动剂，主要通过选择性与γ-氨基丁酸-苯二氮䓬类受体复合物特异性结合发挥改善睡眠作用。

（1）唑吡坦：短效nBZDs，半衰期约2.5小时。适用于入睡困难者。睡前5～10mg口服。常见副作用有头晕、头痛、健忘等。

（2）右佐匹克隆：佐匹克隆的S-异构体，中效nBZDs，半衰期约6小时。适用于入睡困难、睡眠维持困难和/或早醒的患者，睡前2～3mg口服。常见副作用包括口苦、头晕、头痛、胃部不适等。

表10-1 常用镇静安眠药物

药物	半衰期（h）	剂量/剂型	口服推荐剂量		适应证/适用范围	FDA批准	CFDA批准	常见副作用
			＜65岁	＞65岁				
苯二氮䓬受体激动剂								
非苯二氮䓬类								
佐匹克隆	5	3.75mg、7.5mg片剂	睡前 7.5mg	睡前 3.75mg	睡眠维持困难 短效	否	是	口苦
右佐匹克隆	6～9	1mg、2mg、3mg片剂	睡前 2～3mg 严重肝损害患者睡前1～2mg	睡前 1～2mg	入睡困难、早醒 睡眠维持困难 中效 无短期使用限制	是	是	味觉异常
唑吡坦	2.5	5mg、10mg片剂	睡前 5～10mg	睡前 2.5～5mg	入睡困难 短效	是	是	曾有睡眠相关进食障碍及睡行症的报道 抑郁症患者慎用
苯二氮䓬类								
艾司唑仑	10～24	1mg、2mg片剂	睡前 1～2mg	睡前 0.5mg	入睡困难 睡眠维持困难 中效	是	是	口干

续 表

药物	半衰期（h）	剂量/剂型	口服推荐剂量		适应证/适用范围	FDA批准	CFDA批准	常见副作用
			< 65岁	> 65岁				
氯硝西泮	26 ～ 49	0.5mg、1mg、2mg片剂	睡前0.25 ～ 0.5mg		睡眠维持困难长效、强效	否	否	行动不灵活 走路不稳
劳拉西泮	8 ～ 12	0.5mg、1mg片剂	睡前0.5 ～ 2mg	睡前0.5 ～ 1mg	睡眠维持困难长效	否	否	镇静、步态不稳
抗抑郁药								
曲唑酮	6 ～ 8	50mg片剂	睡前25 ～ 100mg		尤适用于焦虑/抑郁伴发失眠患者	否	否	残留镇静作用 直立性低血压
米氮平	20 ～ 30	30mg片剂	睡前7.5 ～ 30mg		焦虑/抑郁伴发失眠首选	否	否	食欲增加、体重增加
抗精神病药								
喹硫平	6	25mg、50mg、100mg片剂	睡前12.5 ～ 50mg		入睡困难 中效	否	否	体重增加、QTc间期延长、头痛、头晕、晶状体改变
奥氮平	老年人约51.8，年轻人33.8	5mg、10mg片剂	睡前2.5 ～ 10mg		矛盾性失眠	否	否	体重增加、代谢异常

3. 具有镇静作用的抗抑郁药和抗精神病药　目前多数药物未获得治疗失眠的适应证，但临床上常用于失眠合并有焦虑、抑郁情绪的患者，可根据患者的个体化病情酌情使用。

（1）曲唑酮：属于5-HT受体拮抗剂/再摄取抑制剂，半衰期6～8小时，低剂量曲唑酮可有效阻断$5\text{-}HT_{2A}$、α_1和H_1受体，达不到对$5\text{-}HT_{2C}$受体的有效阻断作用。通过拟5-HT能作用而增加γ-氨基丁酸能作用，能增加非快速眼动（NREM）3期睡眠。改善睡眠的强度优于艾司唑仑，且无成瘾性。推荐剂量：25～100mg睡前口服。常见副作用有晨起困倦、头晕、疲乏、视物模糊、口干、便秘等。

（2）米氮平：属于去甲肾上腺素能和特异性5-HT能抗抑郁药。半衰期20～30小时。低剂量米氮平比高剂量米氮平的镇静作用更明显。通过阻断$5\text{-}HT_{2A}$、组胺H_1受体改善睡眠。推荐剂量：7.5～30mg睡前口服。可用于治疗失眠伴有焦虑、抑郁障碍的患者，无成瘾性。常见副作用有食欲增加和体重增加，其他副作用包括瞌睡、口干、便秘、头晕、药源性不宁腿综合征等。

（3）喹硫平：是第二代抗精神病药，可以拮抗组胺、多巴胺D_2和$5\text{-}HT_2$受体，小剂量（12.5～25mg）主要发挥抗组胺作用，最常见的副作用为困倦、头晕、口干、轻度无力、便秘、心动过速、直立性低血压、消化不良和白细胞计数降低，因此，除非其他药物治疗失败，该药通常作为二线治疗选择。

（4）奥氮平：是第二代抗精神病药，可拮抗$5\text{-}HT_{2A}/5\text{-}HT_{2C}$受体、$5\text{-}HT_3$受体、$5\text{-}HT_6$受体、多巴胺$D_1$～$D_5$受体、胆碱能$M_1$～$M_5$受体及组胺$H_1$受体，主要是通过拮抗组胺$H_1$受体发挥镇静作用，可用于治疗矛盾性失眠，常用剂量2.5～10mg每晚口服。该药常见的副作用有嗜睡、体重增加、口干、便秘，可增加糖尿病和血脂异常的发生风险。

三、专业建议如何落地和执行

（1）充分运用远程管理工具：通过新型睡眠健康管理APP对患者进行睡眠评估或教育其定期进行自我评估，根据评估结果为其开具个体化的睡眠处方。

（2）多学科联合管理：心脏治疗团队中应设置专人进行睡眠管理和指导，同时联合睡眠医学科、精神医学科、呼吸科等多学科对患者进行综合管理。

参考文献

[1] ZHU C，LU Y，CHENG M，et al. Sleep profile and the risk of cardiovascular events in patients undergoing percutaneous coronary intervention [J]. Psychol Health Med，2023，28（3）：799-811.

[2] LIU X，FOWOKAN A，GRACE S L，et al. Chinese patients' clinical and psychosocial outcomes in the 6 months following percutaneous coronary intervention [J]. BMC Cardiovasc Disord，2021，21（1）：148.

[3] MADSEN M T，HUANG C，ZANGGER G，et al. Sleep Disturbances in Patients With Coronary Heart Disease：A Systematic Review [J]. J Clin Sleep Med，2019，15（3）：489-504.

[4] QU H，GUO M，ZHANG Y，et al. Obstructive sleep apnea increases the risk of cardiac events after percutaneous coronary intervention：a meta-analysis of prospective cohort studies [J]. Sleep Breath，2018，22（1）：33-40.

[5] YIN J，JIN X，SHAN Z，et al. Relationship of Sleep Duration With All-Cause Mortality and Cardiovascular Events：A Systematic Review and Dose-Response Meta-Analysis of Prospective Cohort Studies [J]. J Am Heart Assoc，2017，6（9）：e005947.

[6] WANG C，BANGDIWALA S I，RANGARAJAN S，et al. Association of estimated sleep duration and naps with mortality and cardiovascular events：a study of 116 632 people from 21 countries [J]. Eur Heart J，2019，40（20）：1620-1629.

[7] AI S，ZHANG J，ZHAO G，et al. Causal associations of short and long sleep durations with 12 cardiovascular diseases：linear and nonlinear Mendelian randomization analyses in UK Biobank [J]. Eur Heart J，2021，42（34）：3349-3357.

[8] HOLMER B J，LAPIERRE S S，JAKE-SCHOFFMAN D E，et al. Effects of sleep deprivation on endothelial function in adult humans：a systematic review [J]. Geroscience，2021，43（1）：137-158.

[9] FRøJD L A，MUNKHAUGEN J，MOUM T，et al. Insomnia in patients with coronary heart disease：prevalence and correlates [J]. J Clin Sleep Med，2021，17（5）：931-938.

[10] HOEVENAAR-BLOM M P，SPIJKERMAN A M，KROMHOUT D，et al. Sleep duration and sleep quality in relation to 12-year cardiovascular disease incidence：the MORGEN study [J]. Sleep，2011，34（11）：1487-1492.

[11] ZHANG B，WANG Y，LIU X，et al. The association of sleep quality and night sleep duration with coronary heart disease in a large-scale rural population [J]. Sleep medicine，2021，87：233-240.

[12] LARSSON S C，MARKUS H S. Genetic Liability to Insomnia and Cardiovascular Disease Risk [J]. Circulation，2019，140（9）：796-798.

[13] LI L，WANG H，WANG Y，et al. Path analysis for key factors influencing long-term quality of life of patients following a percutaneous coronary intervention [J]. Coron Artery Dis，2019，30（5）：339-345.

执笔：熊娜娜

审校：范滕腾

第三节　特殊的睡眠问题——睡眠呼吸暂停综合征的诊疗建议

一、目前该领域的循证证据

睡眠呼吸暂停在心血管疾病患者中发生率非常高，并且是心血管疾病的重要危险因素。阻塞性睡眠呼吸暂停（OSA）是最常见的睡眠呼吸紊乱。大量研究表明，OSA增加心血管疾病的发生率和死亡率，特别是冠心病的风险显著增加，而且冠心病合并OSA的患者预后差，OSA是冠心病的独立危险因素之一。

（一）睡眠呼吸暂停

睡眠呼吸暂停是指发生在睡眠过程中与睡眠相关的呼吸调节和上呼吸道开放调节失常的病理生理改变，以睡眠过程中反复发生的部分或完全性的呼吸气流中断，伴有3%～4%的血氧饱和度下降为特征。一个典型的呼吸暂停和通气恢复周期中，对抗阻塞的强有力的呼吸动作常伴随着严重的打鼾和觉醒反应。

睡眠呼吸暂停的突出病理生理改变是上呼吸道机械性梗阻或中枢神经功能异常导致的夜间反复、短暂缺氧和高碳酸血症，扰乱了睡眠时正常的自主神经功能和血流动力学调节，睡眠结构破坏，同时伴有交感神经兴奋、肾素-血管紧张素-醛固酮系统激活等神经内分泌改变，引起氧化应激、炎症反应、高凝状态、血管内皮功能受损、胰岛素抵抗、心率变异度降低和血压变异度增加等变化，从而对心血管系统产生急性和慢性的影响，最终引起冠心病等心血管疾病。

目前诊断睡眠呼吸暂停的临床金标准是PSG，PSG主要是以多种机器同步检测患者整夜睡眠时的各种生理指标。脑电波、眼电图、肌电图：监测睡眠分期；口、鼻气流；胸部及腹部的动态：监测呼吸活动；脉动式血氧计：监测血氧饱和度等指标。

PSG可以确定其临床类型和病情轻重，目前以睡眠呼吸暂停低通气指数（AHI）作为睡眠呼吸暂停的诊断标准。呼吸暂停是指睡眠过程中口鼻呼吸气流消失或明显减弱（较基线幅度下降≥ 90%），持续时间≥ 10秒；低通气是指睡眠过程中口鼻气流较基线水平降低≥30% 并伴有血氧饱和度下降≥4%，持续时间≥10秒；或口鼻气流较基线水平降低≥50%并伴有血氧饱和度下降≥3%，持续时间≥10秒。目前国内外根据AHI确定病情轻重的诊断标准为：轻度，5≤AHI＜15；中度，15≤AHI ＜30；重度，AHI ≥30。

（二）阻塞性睡眠呼吸暂停与冠心病的关系

1. OSA与冠心病的相关性　近期研究结果提示，OSA与冠心病的发生和发展关系密切。与无冠心病患者相比，冠心病患者中睡眠呼吸暂停的比例增加2倍。几乎1/4的OSA患者存在冠心病。近年来，阜外医院的多项研究显示：与无OSA的患者相比，OSA患者中冠心病的发生率显著增加，并随着OSA的严重程度呈递增趋势，多元回归分析提示OSA是冠心病的独立危险因素。Peker等经过7年随访研究发现，OSA患者中冠心病的发生率是无OSA患者的5倍。多元回归分析表明，除年龄、体重指数、高血压、高血脂、吸烟和糖尿病外，OSA是不稳定型心绞痛和心肌梗死的独立危险因素。一项5年的随访研究发现，OSA是冠心病患者死亡率的独立预测因素，合并OSA的冠心病患者5年死亡率比对照组增加62%。

多项研究显示，急性冠脉综合征患者中，OSA发生率明显增加。Yumino等发现OSA是急性冠脉综合征患者介入治疗后临床预后的独立预测因素，通过平均7个月的随访研究显示，在合并OSA的ACS患者中，主要心血管不良事件发生率（心源性死亡、再次心肌梗死和靶血管血运重建）为23.5%，而无OSA的患者为5.3%。另有一项长达5.1年的随访观察提示，冠心病人群中睡眠呼吸紊乱明显增加死亡、心肌梗死、脑血管事件等复合终点，即伴有睡眠呼吸暂停的冠心病患者长期预后更差。而中枢性睡眠呼吸暂停与冠心病相关性不大，特别是对于左心室射血分数正常、非终末期的患者。

2. 气道正压通气（PAP）　是对上呼吸道进行正压通气，可以有效降低AHI。PAP主要包括3种模式：持续气道正压通气（CPAP）、双水平气道正压通气

（BiPAP）和全自动气道正压通气（APAP)。CPAP是目前国际指南推荐的治疗中重度OSA的一种最安全和最有效的治疗方法。CPAP治疗可以打开鼻咽腔的阻塞部位，保持呼吸道畅通，避免或减少睡眠过程中的呼吸暂停和低通气，从而纠正夜间的严重缺氧状态，并通过减少静脉回流、降低跨壁压来减轻心脏前后负荷。

近期一项前瞻性对照研究表明，在冠心病患者中，接受CPAP或者上气道手术治疗的OSA患者比未治疗的OSA患者的心血管事件发生率明显降低。另有一项研究对急性心肌梗死患者平均随访6年，评价CPAP治疗OSA对急性心肌梗死患者预后的影响，结果显示，OSA是心肌梗死的独立危险因素，经CPAP治疗OSA后，心肌梗死复发和血运重建均显著减少。一项回顾性队列研究对371例接受PCI的OSA患者分析显示，接受OSA治疗的患者5年心源性死亡率为3%，明显低于未接受OSA治疗的患者（为10%)。Marin等发现未接受治疗的重度OSA患者中，致死性心肌梗死、卒中及非致死性脑血管痉挛事件发生率均显著增加，而且CPAP降低了这一风险。

越来越多的研究表明，经CPAP治疗后，OSA患者日间嗜睡症状明显改善，ST段压低明显减轻，患者的总体生活质量提高。长期随访研究提示，OSA患者经CPAP治疗后，致死性和非致死性心血管事件风险减少。因此，推荐CPAP治疗OSA作为心血管疾病的一级和二级预防措施。

二、本指南的专业建议

（一）对冠心病患者应重视筛查OSA

患者如有以下任一临床情况，建议筛查OSA：①打鼾，且鼾声怪诞。②入睡后有频繁的憋醒，严重者肢体抽搐、痉挛甚至昏迷。③夜尿增多。④晨起口干舌燥、头痛和头晕。⑤白天嗜睡、疲乏、恶心，曾因嗜睡开车时发生车祸。⑥智力减退、记忆力下降。⑦不能集中精神、无力及反应变得迟钝。⑧性欲降低和性格改变——脾气变得暴躁易怒。⑨工作质量、生活质量下降。

建议患者使用OSA的初筛量表：Epworth嗜睡量表、STOP问卷、Berlin问卷等。通过初筛，对于高度疑诊OSA的患者建议进行家庭睡眠呼吸监测或有人值守的多导睡眠监测。

（1）Epworth嗜睡量表（图10-1）：是一种十分简便的患者自我评估白天嗜睡程度的问卷表，由8个问题组成，总分为24分，评分＞6分提示嗜睡，评分＞11分提示过度嗜睡，评分＞16分提示危险性嗜睡。

	从不打瞌睡	轻度可能	中度可能	非常可能
1. 坐着阅读书刊时	○	○	○	○
2. 看电视时	○	○	○	○
3. 在公共场所坐着不动（如在看电影、戏剧看戏或上课）	○	○	○	○
4. 作为乘客在公共汽车或私家车坐1小时，中间不休息	○	○	○	○
5. 在环境许可时，下午躺下小休，但不是睡觉	○	○	○	○
6. 坐下与人谈话	○	○	○	○
7. 餐后安静地坐着	○	○	○	○
8. 塞车时停车数分钟	○	○	○	○

图10-1　Epworth嗜睡量表

（2）STOP问卷：是加拿大Frances Chung教授2008年编制的OSA的筛查工具，该问卷包含4个以是或否回答的问题，涉及打鼾、日间嗜睡、高血压和观察到的睡眠过程中的呼吸暂停现象。具体如下。

S（Snoring）：您打鼾声音大吗？如比谈话声音大或关上门都能听得到。

T（Tiredness）：白天您常常感到疲倦、劳累或想睡吗？

O（Observed Apnea）：有人观察到您在睡眠过程中有停止呼吸的现象吗？

P（Hypertension）：您患有高血压或正在进行高血压治疗吗？

STOP问卷总分≥2分则评估其有患OSA的高风险。

（3）Berlin问卷（表10-2）：是目前国际上应用较广的OSA筛查工具，包含11个题目，涉及3组临床症状，主要包括打鼾、嗜睡及高血压的情况。Berlin问卷的3组问题中有2组或者多余2组阳性则认为发生OSA的风险高。

表10-2　Berlin问卷

1. 您睡觉打呼噜吗？（最好问家人或同屋的人）

A. 是　　B. 否　　C. 不知道

2. 如果您睡觉打呼噜，您的鼾声有多响亮？

A. 比正常呼吸时响　　B. 同说话时一样声响　　C. 比说话声更响

D. 非常响，其他房间都能听到　　E. 不知道

3. 您打呼噜的次数多吗？

A. 几乎每天　　B. 1周3～4次　　C. 1周1～2次

D. 1个月1～2次　　E. 没有或几乎没有/不知道

4. 您的鼾声影响其他人吗？

A. 是的　　B. 不影响　　C. 不知道

5. 在您睡觉时，您的爱人、家属或朋友注意到您有呼吸间歇/停止现象吗？

A. 几乎每天都有　　B. 1周3～4次　　C. 1个月1～2次

D. 1周1～2次　　E. 没有或几乎没有/不知道

6. 您早晨醒来后感觉睡觉不解乏吗？

A. 几乎每天都有　　B. 1周3～4次　　C. 1个月1～2次

D. 1周1～2次　　E. 没有或几乎没有/不知道

7. 白天您还会有疲劳、乏力或精力不够吗？

A. 几乎每天都有　　B. 1周3～4次　　C. 1个月1～2次

D. 1周1～2次　　E. 没有或几乎没有/不知道

8. 当你开车的时候你会打盹或者睡觉吗？

A. 是　　B. 否

9. 这种现象多吗？

A. 几乎每天　　B. 1周3～4次　　C. 1个月1～2次

D. 1周1～2次　　E. 没有或几乎没有/不知道

10. 您有高血压吗？

A. 有　　B. 没有/不知道

11. 您的BMI

A. ≥30　　B. ＜30

（二）冠心病患者针对OSA的干预治疗

1. 生活方式干预　①减轻体重：肥胖与打鼾及睡眠呼吸暂停的发生密切相关，体重下降2.5～5kg，病情将有明显改善。②采取侧卧位睡眠：有助于改善仰卧位时气道的堵塞，对一些患者有帮助。③戒烟、戒酒及禁服镇静安眠药物：睡前尽量不要饮酒、浓茶和咖啡。镇静安眠药物的服用请谨遵医嘱。④定期锻炼：有利于减轻体重，增强肌肉并改善肺功能。⑤保持鼻部通畅：及时治疗鼻腔阻塞性疾病。⑥轻度OSA患者可以选用口腔矫治器。

2. 气道正压通气治疗

（1）适应证：①中重度阻塞性睡眠呼吸暂停低通气综合征（OSAHS）（AHI≥15次/小时）。②轻度OSAHS（5次/小时≤AHI＜15次/小时），但临床症状明显（如白天嗜睡、认知障碍及抑郁等），合并或并发心脑血管疾病、糖尿病等。③OSAHS患者围手术期治疗。④经过手术或其他治疗（如腭垂扁桃体成形手术、口腔矫治器等）后仍存在的OSAHS。

（2）呼吸机工作模式选择：①CPAP首选，包括合并心功能不全者。②APAP适用于CPAP不耐受者。体位、不同睡眠期变异、饮酒和药物等导致呼吸暂停状态不稳定的OSAHS患者等。③BiPAP适用于治疗压力超过15cmH_2O，或不能接受或不适应CPAP者及合并慢性阻塞性肺疾病或肥胖低通气综合征的患者。

（3）压力滴定：无创正压通气初始治疗需行压力滴定，即确定能够消除所有睡眠时相及不同体位发生的呼吸事件、鼾声及恢复正常睡眠等的最低治疗压力。理想的治疗压力应满足下列条件：①消除不同睡眠期和各种体位的呼吸暂停及低通气事件，达到AHI＜5次/小时。②消除鼾声及气流受限。③消除微觉醒，恢复正常睡眠结构。④消除低血氧事件，维持夜间血氧饱和度＞90%。压力滴定一般在紧接前一天的PSG诊断后进行。

（4）随访管理：患者接受根据处方参数进行无创通气治疗后的1周内需进行疗效随访，并及时解决患者治疗中存在的问题，之后按1个月、3个月、6个月、12个月等规律随访患者。

三、专业建议如何落地和执行

（1）充分运用信息化手段，将OSA的初筛症状和各种量表电子化，便于医生应用。

（2）利用无创呼吸机的管理APP对使用无创呼吸机的患者进行管理随访和评估，便于医生管理患者，或教育其定期对患者进行评估，根据评估结果为其调整呼吸机参数。

（3）多学科联合管理。冠心病团队、睡眠呼吸团队中应设置专人进行管理和指导，对患者进行综合管理。

参考文献

[1] YEGHIAZARIANS Y，JNEID H，TIETJENS J R，et al. Obstructive sleep apnea and cardiovascular disease：a Scientific Statement from the American Heart Association [J]. Circulation，2021，144 (3)：e56-e67.

[2] VEASEY S C，ROSEN I M. Obstructive sleep apnea in adults [J]. N Engl J Med，2019，380 (15)：1442-1449.

[3] YUMINO D，TSURUMI Y，TAKAGI A，et al. Impact of obstructive sleep apnea on clinical and angiographic outcomes following percutaneous coronary intervention in patients with acute coronary syndrome [J]. Am J Cardiol，2007，99 (1)：26-30.

[4] MOOE T，FRANKLIN K A，HOLMSTRÖM K，et al. Sleep-disordered breathing and coronary artery disease：long-term prognosis [J]. Am J Respir Crit Care Med，2001，164 (10 Pt 1)：1910-1913.

[5] EPSTEIN L J，KRISTO D，STROLLO P J JR，et al. Clinical guideline for the evaluation，management and long-term care of obstructive sleep apnea in adults [J]. J Clin Sleep Med，2009，5 (3)：263-276.

[6] CASSAR A，MORGENTHALER T I，LENNON R J，et al. Treatment of obstructive sleep apnea is associated with decreased cardiac death after percutaneous coronary intervention [J]. J Am Coll Cardiol，2007，50 (14)：1310-1314.

[7] MARIN J M，CARRIZO S J，VICENTE E，et al. Long-term cardiovascular outcomes in men with obstructive sleep apnoea-hypopnoea with or without treatment with continuous positive airway pressure：an observational study [J]. Lancet，2005，365 (9464)：1046-1053.

[8] KAPUR V K，AUCKLEY D H，CHOWDHURI S，et al. Clinical practice guideline for

diagnostic testing for adult obstructive sleep apnea: an American Academy of Sleep Medicine Clinical Practice Guideline [J]. J Clin Sleep Med, 2017, 13 (3): 479-504.
[9] COLLOP N A, ANDERSON W M, BOEHLECKE B, et al. Clinical guidelines for the use of unattended portable monitors in the diagnosis of obstructive sleep apnea in adult patients. Portable Monitoring Task Force of the American Academy of Sleep Medicine [J]. J Clin Sleep Med, 2007, 3 (7): 737-747.
[10] RANDERATH W, VERBRAECKEN J, DE RAAFF C A L, et al. European Respiratory Society guideline on non-CPAP therapies for obstructive sleep apnoea [J]. Eur Respir Rev, 2021, 30 (162): 210200.

执笔：赵　青
审校：柳志红

第四节　中医睡眠管理

一、目前该领域的循证证据

中医关于睡眠的基本理论包括阴阳睡眠学说、营卫睡眠学说、脑睡眠学说、魂魄睡眠学说等。情志所伤、劳逸失度、久病体虚、五志过极、饮食不节等因素均可导致睡眠障碍，但中医认为，睡眠障碍总是与心脾肝肾及阴血不足有关，其病理变化总属阳盛阴衰，阴阳失交，治疗上总以补虚泻实、调整阴阳为原则。

现代研究证明，睡眠的情况与中医体质、中医证候密切相关，因此中医健康管理可帮助患者建立健康的睡眠习惯，减少西药的使用，改善患者的睡眠障碍。中医睡眠调控技术也可以减少慢性顽固性失眠的日间症状，提高生活质量。采取中医养生保健的方式对睡眠障碍患者进行治疗，能明显改善患者的睡眠质量，在临床上具备广泛的应用价值。

二、本指南的专业建议

中医特别强调睡眠的重要性，认为保持健康的睡眠对人体具有重要作用。把睡眠当作健康的一部分，同时也将睡眠当作治疗疾病的一种方法。

（1）坚持“日出而作，日落而息”的作息规律，每天睡够7小时对健康最为有利。

（2）环境因素对睡眠具有重要影响，环境安静、氛围温馨、温度适宜的地方有利于睡眠。

（3）好的入睡状态需心无旁骛，心静入眠，心情急迫反而难以睡着。

（4）睡眠障碍的患者要及时接受中医药的个体化治疗。

三、专业建议如何落地和执行

接受中医药健康教育，养成良好的作息习惯和睡眠习惯。针对轻度睡眠障碍的患者，可以由具有经验的中医师给予辨证论治的中医药治疗，或者接受针灸治疗、推拿治疗、耳穴压豆等非药物疗法治疗。针对严重的睡眠障碍患者，建议接受中西医结合治疗。

参考文献

[1] 林娟，钱红霞. 浅析社区中医健康管理对防治睡眠障碍的优势［J］. 基层中医药，2022，1（6）：72-76.

[2] 闫雪，汪卫东，洪兰，等. 中医睡眠调控技术干预慢性失眠的临床研究［J］. 世界中医药，2022，17（15）：2191-2194.

[3] 李琳，阮源. 中医养生保健用于老年居民睡眠障碍治疗中的效果研究［J］. 中西医结合心血管病电子杂志，2020，8（28）：100-102.

[4] SVENSSON T，SAITO E，SVENSSON A K，et al. Association of sleep duration with all-and major-cause mortality among adults in Japan，China，Singapore，and Korea［J］. JAMA Netw Open，2021，4（9）：e2122837.

执笔、审校：付长庚

第十一章

日常生活管理

一、目前该领域的循证依据

生活方式管理是冠心病PCI术后患者日常生活自我管理中的重要组成部分。生活方式医学最初是以营养干预、运动医学、体重管理、戒烟、心理治疗等出现在各种主流医学杂志上，后来逐渐地汇集到生活方式医学这个专业术语中。2013年，美国心脏协会（AHA）将“营养、身体活动和代谢”专业委员会正式更名为“生活方式与心血管代谢医学”专业委员会。2004年，美国正式成立了生活方式医学院，并开始出版《生活方式医学杂志》专业期刊。随后，欧洲、澳洲、亚洲生活方式医学会相继成立，并逐渐成为医学领域的新专科。2019年，来自美国全科医学会、预防医学学会、运动医学学会、膳食营养学会等相关专业学会等专家工作组，联合在《生活方式医学杂志》发表了生活方式医学临床指南。冠心病PCI术后患者的日常生活自我管理中的相关内容及生活方式管理，都是来自这些临床指南与循证医学文献。

1. 膳食营养管理　现代营养科学从20世纪80年代开始转向，更多聚焦在慢性病，尤其是心血管疾病等。当代营养医学观点是食物/营养与心血管慢性病的关联是多路径的，特殊的食物、膳食模式（结构）比单一营养素对心血管健康的作用更大，对心血管健康有促进作用的食物摄入不足等。众多临床研究表明，地中海膳食模式、DASH膳食模式等有益于心血管健康。

建议多摄入植物蛋白，如大豆（包括毛豆和豆腐）、其他豆类、扁豆、鹰嘴豆和豌豆是常见的豆类类型。这些植物性食物不仅含有丰富的蛋白质，而且也是纤维的良好来源。

鱼肉可以明显改善冠心病的发病率及死亡率，每周摄取1次，可以降低15%的相关风险，每周摄取2～4次可以降低23%，每周摄取5次以上可以降低38%。鱼肉中的营养成分主要包括不饱和脂肪酸、硒、维生素D，但其中与冠心病死亡率的保护作用最为密切的，应当是ω-3不饱和脂肪酸。

中等量的坚果摄入可以使冠心病的发病率下降，因为坚果中富含有生物活性的营养成分，包括不饱和脂肪酸、植物蛋白、纤维、叶酸、矿物质及酚类复合物等。

建议选择瘦肉，避免加工肉类（包括通过烟熏、腌制、盐渍或添加化学防腐剂保存的肉类、家禽或海鲜产品）。研究表明，富含红肉的饮食模式与较高的心血管疾病发病率、死亡率、较高的BMI和腰围相关。一些系统综述和荟萃分析发现，红肉摄入与心血管疾病发病率和死亡率之间存在直接关联，但关联程度不如加工肉类。

咖啡：荟萃研究表明，经常饮用咖啡（每天3～4杯）与胰岛素抵抗、2型糖尿病、心血管疾病等风险呈负相关，其潜在的机制是咖啡因及其衍生物可以降低血液中PCSK9的水平，引发级联效应，最终会降低血液中的LDL-C，从而降低患心血管疾病的风险。

茶：多项临床研究表明，经常饮茶，尤其是绿茶（每天3～4杯，每周3～4次）与血压、LDL-C、2型糖尿病、心血管疾病、卒中等风险的下降相关。

另外，功效营养素的临床研究与应用在过去20年有了飞速发展，一些功效营养素对冠心病的辅助治疗有帮助。例如，临床试验表明，红曲米提取物可以降低21% LDL-C。一项荟萃研究显示辅酶Q_{10}可以缓解他汀类药物的副作用，IPE（高浓度EPA）可以降低甘油三酯，并具有抗炎等功效。

2. 身体活动管理　冠心病PCI术后患者1年内应该参加一个完整疗程的心脏康复项目，经过医生评估运动风险后，并在医护人员的监督下进行运动等心脏康复方法，可以提升心血管生理功能，控制心血管危险因素，改善生活质量，减少再入院率等。

3. 戒烟管理　临床研究早已证实吸烟与冠心病等心血管疾病的关联，尽早戒烟对控制冠心病有极大帮助。戒烟3～6个月后就能出现一些基本的获益；成功戒烟3年，可使冠心病发病率降低61%。

4. 限酒管理　高达1/3的非缺血性扩张型心肌病是由大量饮酒所致。常见于酗酒史＞10年的30～55岁男性人群中。戒酒后左心室功能恢复患者的预后较好。大量饮酒也会增加高血压、糖尿病、冠心病及房颤的风险等。以前流行病学显示的酒精与缺血性心血管疾病的“J”型曲线，错误地灌输了少至中度饮酒可能有益健康的观念。2018年，国际权威杂志《柳叶刀》发表了一篇全球数百位科学家大型合作的研究，得出的结论是，每周饮酒量水平为0，可最大限度地降低对健康的危害。近日，世界心脏联盟（WHF）在一份声明中表示，饮酒没有“安全量”，并批判了少量及适量饮酒有利于心血管健康的观点。

5. 体重管理　肥胖，尤其是腹型肥胖是冠心病的一个强烈相关的危险因素。中国肥胖问题工作组建议将中国人群超重和肥胖的BMI临界值分别定义为24.0和28.0。此外，身体脂肪的分布与冠心病发展相关。腰围能够反映内脏脂肪，内脏脂肪与心血管疾病风险的关联独立于BMI。中国人群腹型肥胖定义为男性腰围≥90cm和女性腰围≥85cm。

中国与欧美临床指南一致推荐将生活方式干预作为超重、肥胖的一线治疗手段，包括减少饮食热量、增加体力活动及采用结构化行为干预方案来提高依从性。

6. 心理社会因素管理　心理社会因素，如负面情绪、抑郁症、长期精神紧张、压力过大、长期敌意心态、社会隔离或被认为缺乏社会支持等都与冠心病风险相关。尤其是冠心病PCI术后，许多患者会出现焦虑、抑郁、恐慌、紧张、失眠或自我否定等负面情绪，这就需要患者自我调整，或在医生的帮助下，改善不良情绪。

7. 睡眠管理　睡眠是一种可调节与管理的生活方式，与心血管健康密切相关。每天睡眠时间在6～8小时，发生主要心血管事件的风险最小。实验性研究证实，睡眠过短或睡眠障碍会引起交感神经兴奋性增加、炎症反应及内皮功能障碍，从而导致心血管疾病的发生。而且，多维睡眠健康的综合指标（睡眠规律、满意度、警觉性、效率和睡眠时长）可能比单一睡眠（睡眠时间）指标更能预测心血管风险。

任何有白天嗜睡、疲倦或打鼾症状的患者（尤其是肥胖或有心血管病史者），都应先考虑OSA的诊断。减肥和夜间呼吸机正压通气治疗会改善中度或以上OSA患者的白天嗜睡和生活质量，有助于控制高血压和阵发性房颤。

8. 健康生活方式管理　临床研究证实，不健康的生活方式（如吸烟、酗酒、不健康膳食摄入、静坐时间过长、心理及社会因素等）是导致冠心病的主要危险因素之一，因此冠心病PCI术后患者的日常生活自我管理中就需要患者改变这些不良生活方式。重新树立健康生活方式的信心，依赖于患者的自我效能。自我效能是对能否执行健康行为转变、花费多大的努力及面对困难和失败时坚持多长时间的认知。自我效能影响人们设定日常生活中健康目标的高度（如打算减少吸烟量或计划完全戒烟）。

9. 自我辅助治疗管理　太极、气功、冥想及松弛治疗对缓解PCI术后患者的焦虑、抑郁有一定的临床疗效。

二、本指南的专业建议

冠心病PCI术后患者日常生活管理成功的三要素：心态＋知识＋能力。冠心病PCI术后患者日常生活管理的四大基石：坚持健康生活方式自我管理、坚持积极自我管理心血管危险因素、坚持长期规律服药的自我管理、坚持定期复查和复诊。

冠心病PCI术后患者日常生活自我管理的近期目标是逐渐恢复到术前的身体与工作状态，其长期目标是预防冠心病的再次进展与复发。

冠心病患者日常生活自我管理能力是一个持续的学习过程，患者应该在医护人员的帮助、培训、辅导下，通过提升自身健康素养，不断地增加康复的自我效能感，掌握心血管健康科普知识及自我健康管理技能，最终形成良好的健康行为。

国内外大多数专家学者都以自我效能理论及社会认知理论为理论基础对冠心病PCI术后患者进行了自我管理干预的临床研究及实践。在患者出院前，医护保健团队要利用专门时间，通过动机性访谈技术，激发患者术后康复的自我效能感；通过认知行为疗法，帮助患者建立自我管理的信心，并帮助其制订健康生活方式目标，以及执行计划。患者出院后，继续通过网络随访等方式，辅导、监督患者的自我管理，最终帮助患者形成健康的生活方式及日常生活行为。

冠心病PCI术后患者日常生活管理内容如下。

（1）不断通过学习心血管科普知识，提升自我健康素养，增加康复信念及自我效能感。

（2）加强服药依从性：知晓PCI术后长期服药的临床意义，定期复查及调整药物处方。

（3）定期指标监测及医院复查：定期监测与复查临床指标（血压、体重或体脂率、血脂系列、空腹血糖、糖化血红蛋白、肝肾功能等）。

（4）心血管危险因素的自我管理：根据中国心血管疾病风险评估和管理指南及美国心脏协会（AHA）提出的“理想心血管健康七大指标”，即“健康生活简要七法则”，从吸烟、饮食、体育锻炼、体重指数4个行为指标，以及空腹血糖、胆固醇、血压水平3个生物学指标，列出了与心血管健康有关的代表性的可控危险因素与行为，这些指南可以为冠心病PCI术后患者自我管理提供可以借鉴的有效的目标与方法。

（5）生活方式管理：从饮食、运动、睡眠、压力或情绪、体重管理等多方面入手，构建能长期坚持的健康生活方式。行为习惯的改变比较困难，而数字化医疗工具可以增强自我管理措施的有效性。一些移动和固定设备可以监测、鼓励如睡眠、食物摄入和体育锻炼等行为。现在最常用的可穿戴设备是智能手表。数字秤不仅可以用于检测体重和体脂率，还可以将测量值发送到智能手机的应用程序或在线数据库，以便在专业人员指导下进行健康管理和生活方式干预。

（6）戒烟管理建议：尽早自我戒烟，或在专业人士帮助下戒烟。

（7）限酒管理建议：冠心病患者一定要避免过量饮酒。有饮酒习惯的男性尽可能戒酒或每天最多喝1～2份的最高酒量，1份酒的定义：大约12ml酒精，等同于341ml啤酒或114ml红酒或42ml烈酒（约等于两听啤酒、一杯葡萄酒或两盅白酒）。没有饮酒习惯的患者或女性患者，不要饮酒。

（8）咖啡、茶饮的建议：如果有喝咖啡的习惯，可以经常饮用咖啡（每天2～3杯）。如果有饮茶习惯，可以常饮，尤其是绿茶，每天2～3杯，每周3～4次。但不建议饮浓咖啡或浓茶，因为含有大量的咖啡因、茶碱等，刺激性很强，饮用后可能引起失眠、头痛等不适，有的人还会产生呕吐感，饮用过量还可能出现心悸。

（9）膳食营养管理建议：大部分冠心病患者推荐植物性膳食模式、地中海膳食模式或DASH膳食模式。其中共同点是以多新鲜蔬菜水果，多鱼及水产品，多摄入大豆制品及坚果，适量的没有加工的谷类、粗粮，适量的家禽瘦肉类，多用橄榄油拌菜，烹饪油建议用蔬菜油或豆油，并减少油量，烹调清淡少盐，减少精致碳水化合物（如米、面等主食），减少加工肉制品，减少反式脂肪（如高温油炸食物、糕点、薯条等），不喝含糖饮料（如可乐与加糖果汁），以及适量饮用茶或咖啡（但不是浓茶与浓咖啡）等健康膳食模式。

（10）身体活动管理：PCI术后患者，在坚持药物治疗及维持健康生活方式的前提下，都有可能重回正常生活。但由于患者的病情不同，心功能恢复情况不同，不同患者能否进行某一活动的能力不能一概而论。

一般情况下，医生会综合考量患者的既往史、发病情况、冠心病危险因素及常规检查结果，并通过心肺运动试验或运动负荷试验等手段评估患者的最大运动能力，评估患者进行某项活动的安全性。患者需要逐步养成一个长期锻炼的习惯，每天至少30分钟有氧运动，每周坚持3～5天。

（11）体重管理：减肥是一个长期的过程，需要整体生活方式的改变。很多减肥的方式（特别是一些极端的减肥方式）可能在短期内带来很好的效果，但长期无法坚持并带来反弹，这种反弹很有可能让肥胖患者更加沮丧，并不断尝试新的方式，形成恶性循环。因此，在减肥的方式和减肥的速率上，不可操之过急，还是需要听从专业人士的建议，从整体生活方式入手，不仅减肥，而且有益长期健康。

（12）心理因素管理：通过常用的心理量表自查，了解自我心理及压力情况，尽早通过正念冥想、太极、放松治疗等，或在专业人士帮助下，摆脱负面情绪或压力对心血管系统的影响。

（13）睡眠管理：每天晚上要有规律地作息，能保证高质量的睡眠，而且睡眠时间在6～8小时。下面是一些帮助睡眠的建议：定时睡觉和起床，形成生物钟；白天定期有氧运动；睡前2小时，应避免接受强刺激，避免进行兴奋的活动；下午或晚上避免饮茶和咖啡；睡前喝杯温牛奶，操练正念冥想，放松心情，睡前1小时不去考虑工作、生活中的烦恼；营造一个安静舒适的睡眠环境；如有睡眠障碍，及早就医，在医生指导下采取干预措施。

（14）自我辅助治疗管理：太极、气功、冥想及松弛治疗对缓解PCI术后的焦虑、抑郁有一定的临床疗效，可以通过系统学习后，经常自我练习。

三、专业建议如何落地和执行

冠心病PCI术后患者日常生活自我管理的主要内容应该从3个层面展开，包括自我护理管理、日常生活自我管理和长期生活方式自我管理（表11-1）。

表11-1　PCI术后患者日常生活自我管理一览表

管理项目		知识与技能
自我护理管理	出院后事项	PCI手术住院时间短，患者出院后的前1～2天，要以休养为主 注意手术局部的卫生，术后24小时穿刺伤口不要沾水，术后3天可以洗澡 手术穿刺部位的淤青一般会在2周内逐渐消失，但是如有出血红肿、渗液伴疼痛或发热等，应该去就诊 术后的前8天，避免举重物，以及干家务及剧烈活动 股动脉介入的患者，术后的前3天，上楼梯要缓慢，避免用力排便 多喝水（每天8杯，最好是白开水或矿泉水等），促进造影剂排泄 1周后逐渐增加活动量
	遵医嘱服药	坚持长期遵医嘱规律服用药物，术后1个月、3个月、6个月、12个月要到医院复查，以便医生根据情况，适当调整药物处方
	定期监测指标	高血压患者要学会自我测量血压，并养成记录的好习惯，学会使用包括手表等可穿戴监测设备 糖尿病患者要学会用血糖仪，定期监测指尖血糖 肥胖患者要学会用体脂秤，监测体重及体脂率 定期到医院抽血，复查血脂、肝肾功能等生化指标 学会使用智能手表、智能体脂秤等可穿戴设备
	定期复诊	根据手术情况，与医生确定复诊时间，按时复诊，以便医生了解术后情况，以及疾病控制情况
	冠心病危险因素管理	加强自我学习，掌握可以改变的冠心病危险因素，然后按照医生指导的方法或处方，践行心血管健康生活简要七法则 理想心血管健康七大指标： （1）不吸烟或戒烟 （2）维持适当的体重：将体重指数（BMI）控制在＜24（中国人数据）；超重及肥胖会增加高血压、糖尿病及高血脂的发生率 （3）有规律的运动：1周中度运动不少于150分钟或强度运动不少于75分钟。运动不仅能够减轻体重、改善血压和血脂，还能够增加胰岛素的敏感性，从而控制血糖 （4）健康的饮食：多摄入新鲜蔬菜水果可以降低血压及减低心脏病的其他发病因素 （5）理想的LDH-C水平：冠心病患者术后LDH-C水平应该控制在1.8 mmol/L以下 （6）理想的血压水平：冠心病患者术后血压要控制在130/85mmHg左右 （7）理想的血糖水平：冠心病患者术后空腹血糖及糖化血红蛋白应控制在正常范围

续 表

管理项目		知识与技能
自我护理管理	临床症状管理	常备硝酸甘油，如果有心前区不适，遵医嘱服用
	心脏康复	建议术后一定要到心脏康复专业机构，参加一个疗程的心脏康复治疗，有助于预防冠心病复发
日常生活管理	做家务	术后1周后，患者若感觉良好，可做一些简单家务，如洗碗、扫地 术后1个月左右，患者感觉恢复得不错，可做一些稍重的家务，如拖地、修剪花草 避免挖掘或搬运重物
	重返工作岗位	根据患者的心脏恢复情况及工作类型，术后1个月，多数人都能重返工作岗位 有些人可能不到4周，可重回工作岗位；而重体力劳动者，至少要3个月后才能重新工作，或者换份工作，或提前退休 一般来说，医生会根据患者的运动负荷试验结果，指导患者回归工作，尤其是因为心肌梗死急诊手术的患者，更要根据医生建议，才能开始工作
	开车	一般而言，择期手术的患者，病情稳定1～2周后可开始尝试驾驶活动 患者应避免在承受压力或精神紧张情况下开车，如时间紧迫、天气恶劣、夜间驾驶、严重交通堵塞或超速驾驶等 因心肌梗死急症手术的患者，虽然病情已稳定，开车前最好也咨询下医生
	乘飞机	因受高空气压影响，乘坐飞机时，可能会有轻度缺氧 术后2周左右，如果患者静息状态下无心绞痛发作、无呼吸困难及低氧血症，对乘坐飞机无恐惧心理即可乘坐 过安检时，支架不会激发报警信号 要随身携带硝酸甘油
	外出旅游	术后3个月，病情恢复良好，患者可外出旅游 旅游前到医院做一次全面检查，根据医生意见，确定自己能否长途旅游和活动范围 旅游期间规律服药 需携带急救药物如硝酸甘油 需有人陪护 旅游日程安排上不要太紧，以感到轻松舒适、不疲劳为好 不从事登山等剧烈的活动

续 表

管理项目		知识与技能
日常生活管理	性生活	一般情况下，PCI术后出院2周至1个月，如果患者在爬完2层楼梯未感呼吸急促、胸痛等症状，进行性生活是相对安全的 如患者在性生活时出现心绞痛或其他相关不适，应及时停止并就医。同时，需随时备用硝酸甘油 某些治疗冠心病、高血压的药物可能会对患者性功能有影响，要及时咨询医生，不要擅自增加改善男性性功能的药物 记住下面的注意事项： 不能用性活动来证明你已经康复 饭后2小时之内，不要开始性活动；饮酒后或劳累时，应避免性生活 采取心脏负担较轻的方式，如让伴侣在上面 如果你觉得不太容易恢复往常的性生活，要与伴侣沟通，多给自己些时间恢复
	戒烟	戒烟本身就是非常有效的心血管保护措施。尽早自我戒烟，若有困难可以在专业人士帮助下戒烟
	饮料管理	不喝含糖饮料（如可乐与加糖果汁）
	茶管理	推荐每天饮茶3～4杯，每周3～4次（但不要饮浓茶）
	咖啡管理	如果有饮用咖啡习惯，推荐饮用每天3～4杯，每周3～4次咖啡（但不要饮用浓咖啡）
	限酒	冠心病患者一定要避免过量饮酒。有饮酒习惯的男性尽可能戒酒或每天最多喝1～2份的最高酒量 没有饮酒习惯的患者或女性患者，不要饮酒
	烹饪管理	推荐用水煮、汽蒸等营养的烹饪方法，蔬菜不要过度加热，不要高温油炸、烧烤等肉类食物
生活方式管理	自我效能	患者应该在医护人员的帮助、培训、辅导下，通过提升自身健康素养，不断地增加康复的自我效能感 掌握心血管健康科普知识及自我健康管理技能，最终可以形成良好的健康行为

续 表

管理项目		知识与技能
生活方式管理	主动学习	获取和利用资源的技能：知道如何从医疗机构或社区卫生服务机构、图书馆、互联网、家人朋友等渠道，获取和利用有利于自我管理的支持和帮助的相关知识
	培养自我管理技能	执行健康行动的技能：学习如何改变个人的不健康行为，制订健康行动计划并付诸实施，确保执行健康行动的信心和决心，对采取的健康行动进行评估，不断完善自己的健康行动计划，使得更易于实施
	膳食营养管理	大部分冠心病患者推荐植物性膳食模式、地中海饮食膳式或者DASH膳食模式其中共同点是多新鲜蔬菜水果、多鱼及水产品，多摄入大豆制品及坚果，适量没有加工的谷类、粗粮，适量的家禽瘦肉类，多用橄榄油拌菜，烹饪油建议用蔬菜油或豆油，并减少油量，烹调清淡少盐，减少精致碳水化合物（如米、面等主食），减少加工肉制品，减少反式脂肪（如高温油炸食物、糕点、薯条等）等健康膳食模式
	身体活动	要在心脏康复医生的指导下，获得适合自己的运动处方，并能长期坚持运动，每天至少30分钟有氧运动，每周3～5次
	睡眠管理	养成良好睡眠习惯，保证每晚充足睡眠。有睡眠困难的患者，及时咨询医生，并在医生帮助下，获得良好睡眠
	情绪及压力管理	通过自学，或在心理专业人士指导下，学习并经常操练正念冥想、太极、放松治疗等

（一）自我护理管理

1．出院后注意事项　PCI术住院时间短，患者出院后的前1～2天，要以休养为主，注意手术局部的卫生，如果针眼有出血，可以用手指压迫，如果20分钟后出血仍不停，或出血量比较大，应该及时去医院处置。避免用力排便，尤其是从股动脉手术的患者；避免抬重物，避免家务及剧烈运动；上楼梯要比平常慢一些；1周后逐渐增加活动量；多喝水，冲洗体内造影剂。

2．规律服药　坚持长期遵医嘱规律服用药物，术后1个月、3个月、6个月、12个月要到医院复查，以便医生根据情况，适当调整药物处方。

3. 常见临床指标的自我监测　高血压患者要学会自我测量血压，并养成记录的好习惯。糖尿病患者要学会用血糖仪，定期检测指尖血糖。肥胖患者要学会用体脂秤，监测体重及体脂率。定期到医院抽血，复查血脂、肝肾功能等生化指标。学会使用智能手表、智能体脂秤等可穿戴设备。

4. 定期复诊　根据手术情况，与医生确定复诊时间，按时复诊，以便了解术后情况，以及疾病控制情况。

5. 心血管危险因素自我管理　加强自我学习，掌握可以改变的冠心病危险因素都有哪些，然后按照医生指导的方法或处方，去践行心血管健康生活简要七法则。

6. 症状处理　常备硝酸甘油，如果有心前区不舒服，遵医嘱服用。当出现瞬间的胸痛、一个点的胸痛、改变姿势相关的胸痛不必担心。如果出现与活动相关的肩背部疼痛、胸闷、气短，尤其是频繁出现且持续的胸痛，甚至伴有大汗，提示心脏可能出现问题，应立即停止活动，尽快呼叫120，同时舌下含服硝酸甘油1片（0.5mg），若3～5分钟不缓解或加重，再含服1片，不要过量含服，防止出现低血压。

（二）日常生活事项自我管理

1. 做家务　术后1周内，如患者感觉良好，可做一些简单家务，如洗碗、扫地。术后1个月左右，如患者感觉恢复得不错，可做一些稍重的家务，如拖地；也可修剪花草，但要避免挖掘或搬运重物。

2. 重返工作岗位　术后1个月，多数人都能重返工作岗位。不过，这也取决于患者的心脏恢复情况及工作类型。有些人可能不到4周，就可重回工作岗位；而重体力劳动者，至少要3个月后才能重新工作，或者换份工作，亦或提前退休。一般医生会根据患者的运动负荷试验结果，指导患者回归工作。

3. 开车　开车所需能量消耗水平较低。一般病情稳定1～2周后可开始尝试驾驶活动，但患者应避免在承受压力或精神紧张情况下开车，如时间紧迫、天气恶劣、夜间驾驶、严重交通堵塞或超速驾驶等。病情虽已稳定，但患者如伴有以下情况之一，即心肺复苏、低血压、严重心律失常、重度房室传导阻滞或心力衰竭，应延缓至病情稳定后。

4. 乘坐飞机　因受高空气压影响，乘坐飞机时，可能会有轻度缺氧。术后2周左右，如果患者静息状态下无心绞痛发作、无呼吸困难及低氧血症，并且对乘坐飞机无恐惧心理，同时有人陪同，可以乘坐飞机，要随身携带硝酸甘油。

5. 性生活　一般术后患者出院1个月后就可重新开始性生活。通常情况下，如果患者在爬完2层楼梯未感呼吸急促、胸痛等症状，进行性生活相对安全。如患者在性生活时出现心绞痛或其他相关不适，应及时停止并就医。同时，需随时备用硝酸甘油。某些治疗冠心病、高血压的药物可能会对患者性功能有影响，要及时咨询医生。要记住下面的注意事项：不能用性活动来证明你已经康复；饭后2小时之内，不要开始性活动；饮酒后或劳累时，应避免性生活；性生活时，让伴侣在上面，可以减轻心脏负担；如果你觉得不太容易恢复往常的性生活，要与伴侣沟通，多给一些时间恢复。

6. 外出旅游　一般术后3个月，病情恢复良好，患者可外出旅游。但要注意，旅游前，最好到医院做一次全面检查，根据医生意见，确定自己能否长途旅行和活动范围；旅游期间，一定要和在家一样，规律服药，同时需要携带急救药物如硝酸甘油；旅游要有人陪护；旅游日程安排上不要太紧，以感到轻松舒适、不疲劳为好；不从事登山等剧烈的活动。

（三）长期健康生活方式自我管理

1. 掌握心血管健康科普知识　经常从专业渠道，学习与掌握与冠心病相关的医学科普知识。

2. 戒烟限酒自我管理　立即戒烟限酒，如果自我戒断有困难，及时咨询专业人士，并在专业人士的帮助下，尽快戒烟限酒。

3. 膳食营养自我管理　与医生或专业营养师咨询，获得膳食营养处方，用简单易行的方法牢记膳食营养原则，如心血管健康饮食六步走：第1步，减少过多不健康脂肪，如红肉、肥肉、炒菜用油过多等；第2步，多吃新鲜蔬菜、水果；第3步，避免白米、白面，多吃全谷物等粗粮；第4步，多吃鱼、水产品、适当瘦肉；第5步，养成每天吃一把坚果、喝一杯酸奶、经常饮茶等习惯；第6步，避免甜点、可乐、加糖饮料，并能长期坚持执行膳食营养方案。

4. 身体活动自我管理　要在心脏康复医生的指导下，获得适合自己的运动处方，并能长期坚持运动，每天至少30分钟有氧运动，每周3～5次。

5. 心理情绪及压力自我管理　通过自学或在心理专业人士指导下，学习并经常操练正念冥想、太极、放松治疗等。

6. 睡眠管理　养成良好睡眠习惯，保证每晚充足睡眠。有睡眠困难的患者，及时咨询医生，并在医生的帮助下，获得良好睡眠。

7. 社区支持　得到家庭成员及社区医疗团队的支持，定期参加社区的医学科普活动及年度体检。

参考文献

[1] Smith S C Jr，BENJAMIN E J，BONOW R O，et al. AHA/ACCF Secondary Prevention and Risk Reduction Therapy for Patients With Coronary and Other Atherosclerotic Vascular Disease：2011 Update [J]. Circulation，2011，124（22）：2458-2473.

[2] 中华预防医学会，中华预防医学会心脏病预防与控制专业委员会，中华医学会糖尿病学分会，等. 中国健康生活方式预防心血管代谢疾病指南 [J]. 中国循环杂志，2020，35（3）：209-230.

[3] LIBBY P. Braunwald's Heart Disease [M]. 12th ed. Philadelphia：Elsevier，2021.

[4] RIPPE J M. Lifestyle Medicine [M]. Boca Raton：CRC Press，2021.

[5] SCHUTTE R，SMITH L，WANNAMETHEE G. Alcohol-the myth of cardiovascular protection [J]. Clin Nutr，2022，41（2）：348-355.

[6] LEBEAU P F，BYUN J H，PLATKO K，et al. Caffeine blocks SREBP2-induced hepatic PCSK9 expression to enhance LDLR-mediated cholesterol clearance [J]. Nat Commun，2022，13（1）：770.

[7] WANG X，LIU F，LI J，et al. Tea consumption and the risk of atherosclerotic cardiovascular disease and all-cause mortality：the China-PAR project [J]. Eur J Prev Cardiol，2020，27（18）：1956-1963.

[8] LEE S，MU C X，WALLACE M L，et al. Sleep health composites are associated with the risk of heart disease across sex and race [J]. Sci Rep，2022，12（1）：2023.

[9] HASBANI N R，LIGTHART S，BROWN M R，et al. American Heart Association's Life's Simple 7：lifestyle recommendations，polygenic risk，and lifetime risk of coronary heart disease [J]. Circulation，2022，145（11）：808-818.

[10] JANSSEN V，DE GUCHT V，DUSSELDORP E，et al. Lifestyle modification programmes for patients with coronary heart disease：a systematic review and meta-analysis of randomized controlled trials [J]. Eur J Prev Cardiol，2013，4（20）：620-640.

[11] AHMED T，VILLAGRA V G. Disease management program intervention behavior modification，and dosage effect [J]. Consum Policy，2006，29（3）：263-278.

[12] LORIG K R，SOBEL D S，STEWART A L，et al. Evidence suggesting that a chronic disease self-management program can improve health status while reducing hospitalization: a randomized trial [J]. Med Care，1999，37（1）: 5-14.
[13] 中国心血管疾病风险评估和管理指南编写联合委员会. 中国心血管病风险评估和管理指南 [J]. 中华预防医学杂志，2019，53（1）: 13-35.

执笔：岳红文

审校：曲　鹏

第十二章

中医药自我管理

一、目前该领域的循证证据

（一）中药治疗

（1）PCI术后患者在常规西药基础上联合中药治疗（中成药分为芳香温通、益气活血、理气活血，包括芪参胶囊、麝香保心丸、复方丹参滴丸和通心络胶囊等）有利于减少心血管复合终点事件的发生，缓解患者的临床症状，相对于单独使用西药治疗的患者获益更多，尤其以再次血运重建和全因死亡有更明显的潜在获益。

（2）血运重建术后采用中成药（心血瘀阻型选择冠心丹参滴丸、气虚血瘀型选择芪参益气滴丸、痰瘀互阻型选择丹蒌片）联合西药的中西医结合治疗方法比单纯西医治疗更能有效地改善患者术后血瘀程度，降低心绞痛发作次数，提高患者的生活质量，预防术后再狭窄及心血管不良事件发生。

（3）PCI术后冠心病患者在常规西药基础上联合中药芎芍胶囊半年，可降低冠状动脉造影随访再狭窄、心绞痛复发及临床终点事件，且未见明显副作用。

（4）急性冠脉综合征PCI术后患者在常规西药基础上联合中药心悦胶囊和复方川芎胶囊半年，可降低术后心血管事件发生，且不增加主要出血事件。介入术后稳定型冠心病患者在西医常规治疗基础上联合心悦胶囊治疗半年，可进一步降低患者心血管事件风险，改善生活质量，且安全性良好。

（5）荟萃分析显示，活血类中药（血府逐瘀胶囊、麝香保心丸、芪参益气滴丸、脑心通胶囊、参芍口服液等）联合常规西药治疗冠心病PCI术后患者，能在一定程度上降低血管再狭窄发生率。

（6）荟萃分析显示，中药（辨证施治）对PCI术后抑郁症状有潜在的有益作用。

（7）PCI术后证候分布规律的研究显示，气虚、血瘀、痰浊等证多见。证候组合中，以心血瘀阻、气虚血瘀和痰瘀互阻证多见。在上述证候基础上，近年来的研究发现部分患者可出现热毒证候及络风内动证候。

（8）中医药治疗PCI术后患者具有抑制炎症反应、保护受损心肌、降低血脂、改善自主神经功能和心肌微循环等作用。中医药独特的整体、多环节作用在防治术后再狭窄、改善临床症状、提高生活质量等方面有不可替代的优势。经中药（清热活血方）治疗后冠心病PCI术后患者5年内的不良心血管事件发生率更低。

（9）冠心病PCI术后再狭窄是多种因素共同作用的结果，目前已有许多中药制剂（中药汤剂和中成药芪参益气滴丸、通心络等）证实其可作用于该病多个病理环节，其药理学基础涉及降低血脂、扩张冠状动脉、保护血管内皮、抑制心室重构、抗血小板聚集、促进血管再生等多个方面，较单用西药常规治疗疗效更好。

（二）中医传统运动

（1）太极拳作为心脏康复的手段可以改善老年急性心肌梗死（AMI）患者PCI术后的心功能，降低AMI后心肌纤维化水平。太极拳运动联合慢跑，可降低N末端脑利尿钠肽前体（NT-proBNP）浓度，并显著改善ST段抬高型心肌梗死（STEMI）PCI术后患者生活质量。太极拳联合有氧踏车可以提高冠心病患者PCI术后的心肺功能，降低NT-proBNP水平有效改善抑郁、焦虑的不良情绪，提高患者的生活质量。

（2）PCI术后，在常规疗法基础上，加入八段锦的中医综合干预的优势在于：①中医症状的改善。②心绞痛症状等生活质量的改善。③焦虑情况改善。且实施简单，安全可行，方便患者在家进行康复。八段锦运动能更好地改善PCI术后患者生活质量，且更有效地控制其心血管危险因素。以八段锦作为急诊PCI术后患者Ⅱ期心脏康复的运动处方能够改善心肺功能，显著提高左心室射血分数、无氧阈及峰值代谢当量；作为急诊PCI术后患者Ⅱ期心脏康复的运动处方能够显著改善躯体活动受限程度、心绞痛稳定程度及疾病主观感受，从而提高生活质量。八段锦锻炼有利于提高PCI术后中老年患者的运动耐力。小样本随机对照研究显示，练习八段锦12周后，西雅图心绞痛量表评分改善，提示八段锦可改善冠心病PCI术后患者的生活质量。

（3）作为间接证据，太极拳、八段锦、五禽戏等中医健身锻炼方法结合了传统导引、吐纳的方法，注重练身、练气、练意三者之间的紧密协调，动作平稳缓和，对提高心脏病患者的活动耐量，改善生活质量有着积极的作用。太极拳联合常规药物治疗稳定型心绞痛患者，在减少心血管事件发生、减少心绞痛发作次数、提高西雅图生活质量量表中心绞痛发作频率积分（AF）和治疗满意程度积分（TS）方面均优于单用常规药物治疗。八段锦联合常规西药治疗稳定型心绞痛患者，在减少心绞痛发作次数、减少心绞痛持续时间、提高西雅图生活质量量表积分方面均优于单用常规药物治疗。研究显示，长期坚持有氧运动训练能有效降低心肌梗死患者的发病风险，太极拳运动不仅是低强度的有氧运动，而且可以调节血压、呼吸，改善心肺功能，对心肌梗死患者的心脏康复有其独特优势。八段锦具有调理脏腑、经络气血的作用，运动量适中，经过练习，可在一定程度上改善睡眠、缓解不良情绪及提高生活质量，能使心肌梗死患者的心脏射血功能增强，心输出量和每搏量增多，是一种理想的康复方式。运用以循证理念为指导的健身气功六字诀，可明显提高冠心病心绞痛患者依从性，改善患者生活质量。临床研究证明，长期进行六字诀训练，可以在呼吸系统、心血管系统、认知功能、心理健康等方面具有显著的改善。

（三）中医外治疗法

（1）穴位按摩（至阳穴、内关穴、神门穴、郄门穴、阴郄穴和膻中穴）联合心脏康复操可显著改善PCI术后患者血脂水平，提高心功能，缓解焦虑、抑郁等不良情绪，提高睡眠及生活质量。穴位按摩神门、内关、足三里、三阴交、血海联合五音疗法可以缓解PCI术后气虚血瘀证患者的焦虑、抑郁状态，改善患者睡眠质量。

（2）应用揿针结合康复训练对PCI术后冠心病患者进行干预，显著提高患者心脏功能和运动能力，改善其生活质量。

（3）作为间接证据，前瞻性随机对照试验显示，针刺敏化穴位（内关、通里）可显著减少冠心病患者心绞痛发作次数，降低心绞痛发作程度，提高6分钟步行试验得分，改善加拿大心血管病学会心绞痛严重程度分级和西雅图心绞痛量表评分，针刺可作为心绞痛患者辅助治疗的有益选择之一。穴位贴敷联合常规药物治疗稳定型心绞痛患者，在缩短心绞痛持续时间、降低中医证候积分、提高中医证候疗效、提高心电图疗效、提高临床总有效率等方面均优于单用常规药物治疗。艾灸联合常规药物治疗稳定型心绞痛患者，提高中医证候疗效、提高心绞痛疗效、提高硝酸甘油停减率方面均优于单用常规药物治疗。

（4）临床上针灸治疗抑郁症取得一定疗效，常用穴位有百会、神门、内关、章门、三阴交、太冲、印堂、阳陵泉、太溪、肝俞、肾俞、心俞、足三里、神庭、本神、四神聪等，可选的治疗方法包括电针、单纯体针、穴位注射、耳针、埋线、离子透入等。有研究显示，电针治疗抑郁症可获得更好疗效。

（5）耳穴贴压与正念减压疗法相结合干预冠心病PCI术后心理障碍，研究结果初步显示综合干预方案可有效减轻患者焦虑、抑郁程度，改善临床症状，具有提高患者自我效能和生活质量的临床价值。耳穴（心、神门，薄荷压籽）可明显改善PCI术后气滞血瘀患者的主要症状、减慢心率、提高心率变异度，对冠心病PCI术后心绞痛患者有较好的疗效。

（四）情志疗法

（1）中医情志护理干预：能有效改善AMI患者PCI术后的心理应激反应，缓解其负性情绪，有助于提高患者生活质量及维持服药依从性的稳定，且护理满意度较佳。

（2）穴位按摩联合五音疗法：可以缓解PCI术后气虚血瘀证患者的焦虑、抑郁状态，改善患者睡眠质量。运用中医五音疗法治疗冠心病不稳定型心绞痛（气滞血瘀证），操作简便，疗效明显，可推广用于对患者的身心治疗，改善预后。

（3）中医情志护理以调畅情志、情志相胜、情志转移为方法，采取因人和因病施护的针对性护理，为情志护理流程提供具体指导，其效果优于“双心护理”模式。

（五）中药膳食疗法

通过系统评价，在胸痹心痛的药膳组成中，中药占比35.02%，药食同源类占比10.72%；在胸痹心痛的药膳剂型中，膏类占比25.00%，其次是粥类占比22.83%。胸痹心痛的药膳食物中，补益类食物占比44.12%，温里类食物占比4.42%；胸痹心痛的药膳中频次最多的为当归（28次）。常用药对分别是熟地、阿胶；大枣、生姜。常用药物配合分别是当归、没药、菖蒲、瓜蒌、薤白、乳香、厚朴；水蛭、黄连、桂枝、白芍；党参、黄芪、粳米、白术、黄精、丹参；山楂、三七、地龙、红花、桃仁、薏苡仁。

（六）戒烟

PCI术后强化戒烟教育能降低年轻冠心病患者复吸率及远期心脑不良事件的发生率。戒烟依从性好能降低PCI术后血清超敏C反应蛋白及同型半胱氨酸的表达，从而有效减少心肌梗死后心绞痛、支架再狭窄和再次血运重建的发生率。

（1）耳穴压豆戒烟法：对有戒烟意愿、烟量15～20支、烟龄10～15年的吸烟者戒烟成功率高，疗效肯定，是一种安全、可靠、可行和适宜的治疗技术，易于社区推广应用。

（2）中医穴位敷贴：可能通过调节维生素消化和吸收代谢、尼古丁成瘾代谢和色氨酸代谢等代谢通路，缓解戒烟后的戒断反应，恢复机体代谢平衡，达到戒烟目的。

（3）系统评价研究显示，体针与尼古丁制剂戒烟成功率均有效，且效果相当。中药戒烟巴布贴临床疗效确切且安全性良好。

二、本指南的专业建议

（一）中药治疗

（1）冠心病PCI术后，在规范化西药治疗基础上，推荐加用中药辨证施治或辨证使用中成药，以进一步改善症状、提高生活质量、预防心血管终点事件。

（2）PCI术后患者中医证候出现频次和顺序虽较术前有一定变化，但仍以气虚、血瘀、痰浊等多见。证候组合中，以气虚血瘀证、心血瘀阻证和痰瘀互结证多见。近年来研究发现，部分患者可出现热毒证候及络风内动证候。

（3）PCI术后辨证标准采用2013年《介入术后冠心病中医证候诊断标准的评价》。中医体质辨识以人的体质为认知对象，从体质状态及不同体质分类的特性，制订防治原则，选择相应的治疗、预防、养生方法，结合体质辨识制订心脏康复干预方案，可以更好地体现因人制宜、因体施养的思想。中医体质分类根据中华中医药学会2009年4月9日发布的《中医体质分类判定标准》，将体质分为平和质、气虚质、阳虚质、阴虚质、痰湿质、湿热质、血瘀质、气郁质、特禀质9个类型。中医体质辨识操作简单、方便理解、易为使用者接受。中医体质辨识结果必要时仍需要专业中医医生进行判断，尤其是出现几种体质同时存在的情况，需要中医医生根据患者实际情况，四诊合参，综合判断。根据中医体质辨识结果辅以不同的康复养生方法。

（4）冠心病急性发作时，根据急则治其标的原则，中医治疗可选用具有芳香温通、理气化瘀作用的速效镇痛中成药。宽胸气雾剂，将瓶倒置，喷口对准口腔，喷2～3次。速效救心丸，10～15粒/次，含服。复方丹参滴丸，10丸/次，含服。应用速效中成药时，不可忽视应用硝酸甘油。用药期间出现任何严重、持续或进展性症状，应及时就医。

（5）中药治疗参照《冠状动脉血运重建术后心绞痛中西医结合诊疗指南》及

《中成药治疗冠心病临床应用指南（2020年）》，在具有中医资质的医生指导下辨证施治。心血瘀阻证治宜活血化瘀、通脉止痛，推荐方药：冠心Ⅱ号方或桃红四物汤加减。组成：川芎、赤芍、红花、降香、丹参、桃仁、红花、当归等。推荐中成药：血府逐瘀胶囊（口服液），胶囊每次6粒，每日2次，口服。口服液每次10～20ml，每日3次。心可舒片，每次4片，每日3次，口服。气虚血瘀证治宜益气活血、化瘀止痛，推荐方药：保元汤合冠心Ⅱ号方加减。组成：人参、黄芪、丹参、赤芍、川芎、红花、降香等。推荐中成药：通心络胶囊，每次2～4粒，每日3次，口服；芪参益气滴丸，餐后0.5小时服用，每次1袋，每日3次。脑心通胶囊，每次2～4粒，每日3次，口服。心悦胶囊：每次2粒，每日3次，口服。痰瘀互阻证治宜活血化痰、祛瘀止痛，推荐方药：瓜蒌薤白半夏汤合冠心Ⅱ号方加减。组成：瓜蒌、薤白、半夏、陈皮、茯苓、丹参、赤芍、川芎、红花等。推荐中成药：丹蒌片，每次5片，每日3次，口服。热毒血瘀证治宜清热解毒，活血通络。推荐方药：冠心Ⅱ号方加黄连等，组成：川芎、赤芍、红花、降香、丹参、黄连等。麝香保心丸、复方丹参滴丸用于气滞血瘀证。麝香保心丸，每次1～2丸，每日3次。复方丹参滴丸，每次10丸，每日3次。

（6）PCI术后以胸痛为主症者可参照《经皮冠状动脉介入治疗（PCI）术后胸痛中医诊疗专家共识》辨证施治。

（7）PCI术后以抑郁、焦虑为主症者可参照《经皮冠状动脉介入治疗（PCI）手术前后抑郁和（或）焦虑中医诊疗专家共识》辨证施治。部分中成药对抑郁或焦虑有较好的治疗效果，如乌灵胶囊、舒肝胶囊、舒肝解郁胶囊、舒肝颗粒、心可舒片等，但由于大部分中成药临床研究缺乏终点指标，远期疗效和安全性尚有待进一步评价。

（8）PCI术后出现室性期前收缩，临床上以心悸、乏力、口干为主要表现，中医辨证为气阴两虚型，中成药选用稳心颗粒，每次1袋，每日3次，开水冲服。或选用参松养心胶囊，每次2～4粒，每日3次；以心悸、失眠、心烦为主要表现，中医辨证为痰热扰心型，选用心速宁胶囊，每次4粒，每日3次。以心悸、乏力、口干为主要表现，中医辨证为气阴两虚血瘀型，选用通脉养心丸，每次40丸，每日1～2次。以心悸、失眠、心烦为主要表现，中医辨证为阴虚火旺型，选用天王补心丹，每次1丸，每日2次。冠心病合并阵发性房颤患者，症见气短、乏力、口干、手足心热、舌红少苔（气阴两虚证）时，可在西医常规治疗基础上加用参松养心胶囊或稳心颗粒。急性心律失常需在西医治疗基础上加用上述中成药。PCI术后发生心力衰竭，在西医标准化治疗基础上，临床以气短、喘息、乏力、心悸、倦怠懒言、活动易劳累、汗出、怕冷和/或喜温、肢体冷感为主要表现，证属阳气亏虚血瘀证，中成药选用芪苈强心胶囊，每次4粒，每日3次，或选用心宝丸，每次2粒，每日3次；临床以气短、喘息、乏力、心悸、倦怠懒言为主要表现，活动易劳累、汗出，中医辨证为气虚血瘀证，选用芪参益气滴丸，每次1袋，每日3次。

（9）中药剂型除汤剂、片剂、胶囊、口服液外，颗粒剂、膏方、茶剂等，也可辨证应用于PCI术后心脏康复。

（二）中医传统运动

推荐患者进行八段锦、太极拳、五禽戏、六字诀等中医功法锻炼。实施功法锻炼之前由门诊或社区医生进行身体状况评估，并对运动量进行指导。太极拳运动每日1次，可于有氧运动之后进行，强度以自我感知劳累程度分级11～13分为宜。八段锦有坐式八段锦和站式八段锦，体质严重衰弱和不便站立行走者可练习坐式八段锦。推荐时间10～15分钟，强度以自我感觉用力分级8～10分为宜。

应用擦、揉、点、按等手法，在运动康复后进行推拿按摩，以达到保护膝关节的目的。推荐穴位：膝阳关、血海、曲泉、内外膝眼、足三里、阳陵泉、阴陵泉、梁丘，每日2次，每次10分钟。

（三）中医外治疗法

中医外治疗法是根据中医辨证论治原则，整体调节，多途径、多环节发挥作用，包括针刺疗法、艾灸疗法、穴位贴敷、耳穴疗法、推拿疗法等。临床应用时应根据患者体质及合并病、兼夹症状，辨证选穴治疗。穴位选择参考《中医外治技术在心脏康复中应用的专家建议》《经皮冠状动脉介入治疗（PCI）手术前后抑郁和/或焦虑中医诊疗专家共识》。专业人员可指导居家患者及其家属选用适宜的外治疗法，如穴位按摩，常用穴位内关、曲池、足三里、膻中、神门、百会等，并向其说明操作方法、流程、技巧和注意事项等，以此达到自我治疗的效果，更加符合家庭康复人群的需要。穴位按压法以拇指罗纹面或中指罗纹面着力按压在施术部位，带动皮下组织做环形运动的手法，速度每分钟120～160次。

（四）情志疗法

中医特色情志疗法有中医情志制约法（五脏情志制约法、阴阳情志制约法）、中医外治疗法及五音疗法等。中医情志制约法常用怒疗、思疗、恐疗、喜疗、悲疗等。根据中医怒胜思、思胜恐、恐胜喜、喜胜悲、悲胜怒理论合理选择。中医外治疗法常用穴位有神门、内关、三阴交、肝俞、肾俞等。治疗抑郁症或躯体疾病伴有抑郁表现的患者时，在使用中西药治疗的同时，采用五音疗法可提高临床疗效。

（五）中药膳食疗法

（1）辨证施膳是中医康复的特色和优势，针对患者的不同证型提供更加具体的饮食指导，变药为食，以食代疗，发挥协同作用。益气可适当加用党参、黄芪、白术、山药、扁豆、大枣等；养血可加用熟地、龙眼肉、当归等；滋阴可加用麦冬、石斛、玉竹、鳖甲等；消食可用山楂、鸡内金、麦芽、莱菔子等；清热解毒可用薄荷、菊花、桑叶、芦根、莲子心、生地、丹皮、蒲公英等；活血通络可用三七、川芎、丹参、牛膝等；利水消肿可用茯苓、薏苡仁、赤小豆、车前草、猪苓等。将中医食疗和现代营养学有机结合，可为冠心病患者康复带来更多获益。

（2）国家卫生健康委先后分批公布了既是食品又是药品的中药名单，在限定使用范围和剂量内作为药食两用。常用药食两用中药有三七粉、葛根粉、西洋参、黄芪、枸杞子等。选用药食两用中药宜符合《中国药典》质量。

1）三七粉：有生熟之分。生品以止血化瘀、消肿定痛之力较强，止血而不留瘀，化瘀而不会导致出血。炮制的熟三七，止血化瘀作用较弱，主要是补血、养血的功效。三七粉是植物三七根茎制品，是用三七主根打成的粉。用法：煎服，每日3～9g；研粉吞服，每次1～3g。外用适量。三七粉的服用量不宜过多，应关注药物质量，也不可和“土三七”混淆。三七也有禁忌证，并不是人人皆宜。切记不可滥用或盲目应用三七粉代替降血压、血脂和血糖的药物，以免造成基础疾病的加重，引起不能挽回的后果。对三七粉过敏的不要继续使用。

2）葛根粉：又称葛粉，具有解表退热，生津、升阳止泻等功效。用量每日9～15g。葛根粉最好不要与可乐、咖啡、浓茶、辣椒等辛辣温热的食品一起食用。体质虚寒、湿气重的人不宜食用葛根粉，会加速体内寒气的聚积，易引发身体不适。吃葛根粉要适量，葛根属于凉性食物，多吃会导致肠胃不适。

3）西洋参：功效是补气养阴，生津止渴、宁神益智。用量每日3～6g。西洋参虽然具有很好的滋补作用，但并非人人适宜服用，西洋参服用过量，会引起心情兴奋、烦躁忧虑、失眠等，不要乱吃和多吃。

4）黄芪：补气升阳，固表止汗，利水消肿，生津养血。用量每日9～30g。高血压患者不可大剂量使用黄芪。

5）枸杞子：益精明目，滋补肝肾。用量每日6～12g。枸杞作为滋养品，食用时不宜过量，外邪实热、脾虚有湿及泄泻者忌服。

（六）戒烟

针刺治疗通过诱发内源性阿片样物质的释放，能够逐渐替代尼古丁的成瘾性，达到戒烟目的。穴位选用率最高的5个腧穴为天门穴、足三里、合谷、列缺、百会。中药代茶饮和戒烟巴布贴具有一定效果。耳穴戒烟具有易操作、依从性好等特点可用于辅助戒烟。推荐耳穴治疗，选穴：口、肺、神门、内分泌、交感、脾、胃。方法：王不留行籽按压，每日3～4次，每个穴位按压50次，按压程度以酸麻胀痛能承受为度，每周换1次，两耳交替治疗（根据患者耐受情况调整）。

三、专业建议如何落地和执行

（1）充分运用信息化手段，普及中西医结合康复教程的内容。在运动锻炼、情志调摄、食疗药膳等方面对PCI术后患者开展中医健康教育，引导PCI术后患者学习、掌握中医康复知识。

（2）建立包括中医师的多学科联合管理团队。

（3）PCI术后的中西医的心脏康复具有很强的互补性，二者有机结合，通过康复训练、优化药物治疗、物理治疗、心理康复、中医外治等手段进行整合，实现整体康复与辨证康复、形体康复与情志康复、药物康复与非药物康复之间的相互结合，以数字家庭管理为基础，构成一个优化的程序标准化的数字家庭心脏康复管控模式。

（4）中医辨证论治、选方用药及中成药的辨证使用由具有中医执业医师资格的中医师制订，根据患者诊疗过程中的兼见症状进行适当的药物增减。指导患者中西药物的规范用药。中医体质辨识操作简单、方便理解、患者也可自测，根据中医体质辨识结果可得到不同的康复养生方法，得出的结论还需要由具有中医资质的医生确诊。

（5）常用中成药芪参益气滴丸、血府逐瘀胶囊、心可舒片、通心络胶囊、脑心通胶囊、丹蒌片、麝香保心丸、复方丹参滴丸等。服用中成药需要在医生辨证指导下使用，请患者不要盲目用药。用药前医生会询问一些问题，如疾病史、过敏史、用药史、妊娠情况等，以排除用药禁忌。用药期间患者不要自行服用其他药物，以免发生药物相互作用。如果患者在用药期间出现持续、严重、进展性的不适，应该及时咨询医生或就医。常用中成药功效、适用病症、用法、注意事项见表12-1。

（6）中西药合用时，若配伍合理则可产生协同作用，表现为药效增强、副作用减少，若配伍不当则出现拮抗作用，降低药效。专业人员应正确深入地认识中西药的药代动力学、药效学、理化性质和拮抗机制，指导中西药合理联用。

（7）鼓励患者学习和进行八段锦、太极拳、五禽戏、六字诀等中医功法锻炼。

（8）运用适合居家心脏康复的情志疗法，充分发挥家庭成员的主观能动性，有效配合医护专业人员，完善患者家属对患者的充分了解和监督，改变患者的感觉、认知、情绪、态度、行为等。

（9）推荐有条件家庭辨证膳食，常用药食两用中药有三七粉、葛根粉、西洋参、黄芪、枸杞子等。

（10）中医外治疗法具有疗效快速、操作安全、简便易行、经济实惠等优点，尤适宜于居家心脏康复。中医外治疗法分为专业疗法和家庭疗法，其中专业疗法需要在医院或社区由专业医护人员进行操作，而家庭疗法可以通过专业医护人员指导在家由非医护人员或患者本人进行操作，如自我穴位按摩，常用穴位有内关、曲池、足三里、膻中、神门、百会等。

（11）专科医院做好中医特色技术的准入、培训、质控和推广工作。

表12-1　PCI术后常用中成药

药名	主要功效	适应病症	用法用量	注意事项
速效救心丸	行气活血、祛瘀止痛	用于气滞血瘀型冠心病，心绞痛发作期、缓解期	含服，每次4～6丸，每日3次；急性发作时，每次10～15丸	含有冰片成分，有可能引起胃肠道不适症状，如有胃肠道不适，建议饭后30分钟服用。平时要多留意其是否变软、变色、破碎等，一旦发现变质，须立即扔掉
复方丹参滴丸	活血化瘀、理气止痛	用于气滞血瘀所致胸痹，症见胸闷、心前区刺痛；冠心病心绞痛见上述证候者	口服或舌下含服，每次10丸，每日3次	孕妇、过敏体质者慎用
宽胸气雾剂	理气止痛	用于缓解心绞痛	将瓶倒置，喷口对准口腔，喷2～3次	本品含细辛油，有一定毒副作用，切勿使用过量。平时存放切勿受热，避免撞击
麝香保心丸	芳香温通、益气强心	气滞血瘀所致胸痹，症见心前区疼痛、固定不移；心肌缺血所致的心绞痛、心肌梗死见上述证候者	口服，每次1～2丸，每日3次；或症状发作时舌下含服	舌下含服者偶有麻舌感，过敏体质者慎用；孕妇和药品性状发生改变时禁用；放置于儿童不能接触的地方；运动员慎用
血府逐瘀胶囊	活血祛瘀、行气止痛	用于瘀血停滞胸中而见胸痛、头痛等	口服，每次6粒，每日2次	在服用血府逐瘀胶囊时，不能吃辛辣刺激性的食物，忌食辛冷食物；孕妇禁用
心可舒片	活血化瘀、行气止痛	用于治疗气滞血瘀证	每次4片，每日3次	服药期间忌烟酒，忌食生冷、油腻不易消化食物及辛辣刺激性食物，孕妇慎用

续　表

药名	主要功效	适应病症	用法用量	注意事项
丹蒌片	宽胸通阳、化痰散结、活血化瘀	用于痰瘀互结所致胸痹心痛	每次5片，每日3次，饭后服用	产妇及便溏泄泻者慎用
脑心通胶囊	益气活血、化瘀通络	气虚血滞、脉络瘀阻所致卒中中经络，半身不遂、肢体麻木、口眼歪斜、舌强语謇及胸痹心痛、胸闷、心悸、气短；脑梗死、冠心病心绞痛属上述证候者	每次2～4粒，每日3次	当卒中、冠心病心绞痛突然发作，情况紧急时，请立即将患者送往医院救治，切莫依靠本品控制症状，以免延误病情。孕妇禁用；胃病患者饭后服用
通心络胶囊	益气活血、通络止痛	冠心病心绞痛属心气虚乏，血瘀络阻证，症见胸部憋闷、刺痛、绞痛，固定不移，心悸、自汗、气短乏力、舌质紫黯或有瘀斑，脉细涩或结代；气虚血瘀络阻型中风病，症见半身不遂或偏身麻木、口舌歪斜、言语不利	每次2～4粒，每日3次	出血性疾病、孕妇、妇女经期及阴虚火旺型中风者禁用
芪参益气滴丸	益气通脉、活血止痛	用于气虚血瘀型胸痹。症见胸闷、胸痛、气短、乏力、心悸、面色少华、自汗，舌体胖有齿痕、舌质暗或紫暗或有瘀斑，脉沉或沉弦；冠心病心绞痛见上述症状者	每次1袋，每日3次，餐后半小时服用	有过敏反应者禁用，孕妇、过敏体质者慎用，服药后有胃肠道反应者须咨询

续 表

药名	主要功效	适应病症	用法用量	注意事项
参松养心胶囊	益气养阴、活血通络、清心安神	冠心病室性期前收缩属气阴两虚，心络瘀阻证，症见心悸、不安、气短、乏力、动则加剧、胸部闷痛、失眠、多梦、盗汗、神倦懒言	每次2～4粒，每日3次	应注意配合原发病的治疗；打开防潮袋后应注意防潮
稳心颗粒	益气养阴、活血化瘀	气阴两虚，心脉瘀阻所致的心悸不宁、气短乏力、胸闷、胸痛；室性期前收缩，房性期前收缩见上述证候者	开水冲服，每次1袋，每日3次	孕妇慎用；用前将药液充分搅匀，勿将杯底药粉丢弃；忌烟酒、浓茶；含党参，不宜与藜芦同用
灯盏生脉胶囊	益气养阴、活血健脑	气阴两虚，瘀阻脑络引起的胸痹心痛、中风后遗症，症见痴呆、健忘、手足麻木症，冠心病心绞痛、缺血性心脑血管疾病、血脂异常见上述证候者	每次2粒，每日3次	脑出血急性期禁用
心速宁胶囊	清热化痰、宁心定悸	用于主治痰热扰心所致的心悸、胸闷、心烦、易惊、口干、口苦、失眠、多梦、眩晕、脉结代等症。也可用于冠心病、病毒性心肌炎引起的轻中度室性期前收缩见上述症状者	每次4粒，每日3次	有胃病者宜饭后服用，服药中出现恶心等反应时，可减量服用或暂停服药。本品组方中常山有催吐等副作用，应用时应注意其不良反应
通脉养心丸	养心补血，通脉止痛	用于冠心病心绞痛及心律不齐之气阴两虚证，症见胸痛、胸闷、心悸、气短、脉结代	每次40粒，每日1～2次	注意饮食油腻，忌辛辣刺激的食品，本药过敏的人群禁止使用

参考文献

[1] 闫思雨，梁晓鹏，苏燕妮，等. 中医药治疗冠心病PCI术后心血管复合终点事件的前瞻性临床研究［J］. 中西医结合心脑血管病杂志，2019，17（17）：2561-2565.

[2] 谢晓柳，汪建萍，安冬青，等. 冠心病血运重建术后中医药干预的临床研究［J］. 中华中医药杂志，2018，33（1）：390-394.

[3] CHEN K，SHI D，XU H，et al. XS0601 reduces the incidence of restenosis：a prospective study of 335 patients undergoing percutaneous coronary intervention in China［J］. Chin Med J，2006，119（1）：6-13.

[4] WANG S L，WANG C L，WANG P L，et al. Combination of Chinese herbal medicines and conventional treatment versus conventional treatment alone in patients with acute coronary syndrome after percutaneous coronary intervention（5C trial）：an open-label randomized controlled multi-center study［J］. Evid Based Complement Alternat Med，2013，2013：741518.

[5] GUO M，WANG P，DU J，et al. Xinyue Capsule in patients with stable coronary artery disease after percutaneous coronary intervention：a multicenter，randomized，placebo-controlled trial［J］. Pharmacol Res，2020，158：104883.

[6] CHEN K，SHI D，XU H，et al. XS0601 reduces the incidence of restenosis：a prospective study of 335 patients undergoing percutaneous coronary intervention in China［J］. Chin Med J，2006，119（1）：6-13.

[7] CHEN R，XIAO Y，CHEN M，et al. A traditional Chinese medicine therapy for coronary heart disease after percutane-ous coronary intervention：a meta-analysis of randomized，double-blind，placebo-controlled trials［J］. Biosci Rep，2018，38（5）：BSR20180973.

[8] XUE Y J，XIE Y，ZHAO G L，et al. Oral Chinese herbal medicine for depressive disorder in patients after percutaneouscoronary intervention：a systematic review and meta-analysis［J］. Chin J Integr Med，2020，26（8）：617-623.

[9] 中华中医药学会心血管病分会. 冠心病心绞痛介入前后中医诊疗指南［J］. 中国实验方剂学杂志，2018，24（15）：4-6.

[10] 刘红旭，王玲，尚菊菊. 1124例急性心肌梗死住院患者中医证候特征与病死率相关性研究［J］. 中华中医药学刊，2010，28（4）：771-774.

[11] 郗瑞席，陈可冀，史大卓，等. 介入术后冠心病中医证候诊断标准的评价［J］. 中国中西医结合杂志，2013，33（8）：1036-1041.

[12] WANG X，LIN Z X，GE J B，et al. Relationship between traditional Chinese medicine syndrome type and coronary arteriog-raphy of acute coronary syndrome［J］. Chin J Integr Med，2003，9（2）：116-119.

[13] 吴彦，张燕. 麝香保心丸对PCI术后心绞痛疗效及对超敏C-反应蛋白的影响［J］.

中西医结合心脑血管病杂志，2016，14（24）：2916-2919.
［14］徐福禄，蒋伟，黄露，等. 麝香保心丸对急性冠状动脉综合征患者PCI术预后的影响［J］. 中医学报，2018，33（9）：1766-1769.
［15］耿黎明. 稳心颗粒与参松养心胶囊对急性心肌梗死PCI术后窦性心率震荡的影响［J］. 中西医结合心脑血管病杂志，2016，14（7）：746-747.
［16］岳黎明，李妍，杨志偲，等. 通心络胶囊对急性心梗PCI术后心肌微循环及心功能的影响［J］. 现代生物学进展，2018，18（20）：3879-3882.
［17］唐娜，褚庆民，李荣. 广东地区冠心病PCI术后患者长期中医药疗效评价及临床随访研究［J］. 广州中医药大学学报，2020，37（10）：1854-1860.
［18］林碧秀，王萍，彭启龙，等. 中医药防治冠心病PCI术后再狭窄研究进展［J］. 湖南中医杂志，2020，36（4）：166-168.
［19］余冬梅，邓学军，周世恒. 太极拳康复锻炼对老年急性心肌梗死PCI术后病人心肌纤维化标志物水平的影响［J］. 中西医结合心脑血管病杂志，2021，19（17）：2960-2963.
［20］丁发明，王金红，王学坤，等. 联合太极拳运动与慢跑影响STEMI患者PCI术短期预后［J］. 中国临床研究，2013，26（2）：126-127.
［21］王学坤，张新丽，丁发明，等. 太极拳运动对STEMI患者PCI术后生存质量和脑钠肽浓度的影响［J］. 中国医药指南，2013，11（12）：659-661.
［22］龙腾，龙专，周骞，等. 太极拳联合有氧踏车对冠心病患者PCI术后身心康复的影响［J］. 湖南中医药大学学报，2021，41（8）：1290-1296.
［23］周文静. 八段锦运动应用于冠心病PCI术后患者Ⅲ期心脏康复的疗效研究［D］. 济南：山东中医药大学，2021.
［24］王晓璟，叶鹭萍，杨献军. 八段锦运动在冠心病患者PCI术后心脏康复中的应用［J］. 心血管病防治知识（学术版），2019，9（21）：33-37.
［25］张漳禄. 八段锦对急诊PCI术后患者Ⅱ期心脏康复的疗效评价［D］. 福州：福建中医药大学，2019.
［26］汤婷，赵佳文，成巧燕，等. 八段锦对PCI术后中老年患者运动耐力的影响［J］. 中西医结合护理（中英文），2019，5（10）：47-49.
［27］谷丰，王培利，王承龙，等. 基于西雅图心绞痛量表评价八段锦对冠心病介入术后病人生存质量的影响［J］. 中西医结合心脑血管病杂志，2018，16（16）：2281-2283.
［28］李瑞杰，史大卓，姜红岩，等. 稳定性冠心病中西医结合康复治疗专家共识［J］. 全科医学临床与教育，2019，17（3）：196-202.
［29］李杰，陈阳，许军. 太极拳运动对老年稳定性心绞痛患者的影响［J］. 医学信息，2018，31（16）：75-77.
［30］刘梦雪. 太极拳干预对慢性稳定性心绞痛临床疗效研究［D］. 成都：成都中医药大学，2018.
［31］姜红岩. 太极拳对稳定性心绞痛患者心肺功能及生活质量的影响［D］. 北京：中国

中医科学院，2018.
[32] 林娟. 八段锦对冠心病稳定型劳累性心绞痛患者康复效果的研究 [D]. 南京：南京中医药大学，2012.
[33] 陈霞，耿壮丽. 八段锦结合常规心脏康复治疗在稳定型心绞痛患者中的应用 [J]. 实用中西医结合临床，2019，19（7）：6-7.
[34] 赵闯. 改良八段锦对冠心病稳定型心绞痛患者运动心肺功能及生活质量的影响 [D]. 郑州：河南中医药大学，2017.
[35] 中国医师协会中西医结合医师分会，中国中西医结合学会心血管病专业委员会，中国中西医结合学会重症医学专业委员会，等. 急性心肌梗死中西医结合诊疗指南 [J]. 中国中西医结合杂志，2018，38（3）：272-284.
[36] 中华医学会心血管病学分会，中国康复医学会心血管病专业委员会，中国老年学学会心脑血管病专业委员会. 冠心病康复与二级预防中国专家共识 [J]. 中华心血管病杂志，2013，41（4）：267-275.
[37] ZOU L，SASAKI J E，WANG H，et al. A systematicic review and meta-analysis Baduanjin Qigong for health benefits：randomized controlled trials [J]. Evid Based Completement Alterment Med，2017，2017：4548706.
[38] 潘华山. 八段锦运动负荷对老年人心肺功能影响的研究 [J]. 新中医,2008,40（1）：55-57.
[39] 魏晓云，殷梅，冯运会. 以循证理念为指导的健身气功六字诀对冠心病心绞痛患者生活质量的影响 [J]. 中医药导报，2018，24（16）：102-104.
[40] 李文龙，范铜钢. 六字诀临床应用研究进展 [J]. 中医临床研究，2021，13（35）：127-130.
[41] 彭利芳，黄蔚萍，朱芳，等. 穴位按摩联合心脏康复操在冠状动脉支架植入患者中的应用效果 [J]. 心脏杂志，2020，32（1）：60-64.
[42] 王雪娟，王庆高，龙杰，等. 穴位按摩联合五音疗法对冠心病经皮冠状动脉介入治疗术后气虚血瘀证患者焦虑抑郁的影响 [J]. 广西医学，2022，44（1）：117-120.
[43] 曹雪莉. 揿针结合早期康复训练对PCI术后冠心病患者运动能力的影响 [J]. 医学理论与实践，2021，34（3）：507-509.
[44] 毛立伟，季鹏，余萍，等. 运动训练结合揿针治疗对中老年冠心病患者PCI术后运动能力、心肺功能及生存质量的影响 [J]. 中国康复医学杂志，2019，34（8）：920-925.
[45] 毛立伟. 运动训练结合揿针治疗对中老年CHD患者PCI术后运动能力、心肺功能以及生活质量影响的研究 [D]. 南京：南京中医药大学，2018.
[46] ZHAO L，LI D，ZHENG H，et al. Acupuncture as adjunctive therapy for chronic stable angina：a randomized clinical trial [J]. JAMA Intern Med，2019，179（10）：1388-1397.
[47] 江巍. 邓老冠心止痛贴辅助治疗稳定型心绞痛疗效观察 [J]. 山东医药，2012，52（30）：50-51.

[48] 吴桂玲，陈爱莲，王利民．冠心止痛膏敷脐治疗气虚血瘀型冠心病稳定型心绞痛患者的疗效观察［J］．光明中医，2013，28（12）：2542-2544．
[49] 张晓华，刘淑荣，刘俊峰．冠心止痛贴配合西药治疗心血瘀阻型冠心病心绞痛40例［J］．陕西中医，2010，31（1）：41-42．
[50] 靳宏光，齐锋，姜丽红．基于痰瘀伏邪理论评价穴位敷贴法治疗冠心病稳定型心绞痛的临床疗效［J］．中国中医急症，2014，23（2）：212-213，250．
[51] 李美华，刘征，孙忠人．心痹贴辅助治疗冠心病心绞痛42例临床研究［J］．中医药信息，2008，25（1）：60-63．
[52] 张秋英，刘影．胸痹膏穴位贴敷治疗稳定型心绞痛（气滞血瘀证）［J］．光明中医，2013，28（1）：116-117．
[53] 王云振，孙艳玲．胸痹贴穴位敷贴治疗冠心病心绞痛30例临床观察［J］．光明中医，2015，30（10）：2176-2178．
[54] 胡振霞，李伟，谢金霞，等．穴位按摩配合穴位贴敷治疗胸痹心痛［J］．光明中医，2016，31（15）：2234-2236．
[55] 杨帆．穴位贴敷治疗胸痹心痛60例疗效观察［J］．中医临床研究，2014，6（2）：56-57．
[56] 朱天翔．中药特色制剂"参香丸"穴位贴敷对冠心病稳定型心绞痛及相关焦虑状态的干预研究［D］．南京：南京中医药大学，2018．
[57] 王小萌．艾灸联合西药治疗阴寒凝滞型冠心病稳定性心绞痛临床疗效观察［D］．哈尔滨：黑龙江中医药大学，2016．
[58] 刘彬．灸法对慢性稳定型心绞痛（气滞血瘀证）患者增效作用的临床观察［D］．贵阳：贵阳中医学院，2017．
[59] 邵静．不同频次温和灸对慢性稳定型心绞痛患者的临床效应观察［D］．贵阳：贵阳中医学院，2017．
[60] 刘中勇，陈洪涛，伍建光，等．热敏灸治疗冠心病稳定性心绞痛的疗效分析［J］．中国中医药现代远程教育，2015，13（17）：13-15．
[61] 康波，张平根，熊生财，等．电针与阿米替林治疗抑郁症对照观察［J］．中国针灸，2002，22（6）：383-384．
[62] 赵少廉．电针治疗抑郁症的临床与作用机制研究［D］．广州：广州中医药大学，2005．
[63] 温乃义，王巍，杜维丹．电针对难治性抑郁症的辅助治疗作用［J］．现代中西医结合杂志，2003，12（12）：1250．
[64] 屈明娥，何敏．耳穴贴压联合正念减压疗法对冠心病PCI术后心理障碍患者睡眠质量与主观幸福感的影响［J］．现代中医药，2021，41（6）：79-82．
[65] 王燕，吴晖，吴诗青．耳穴贴压联合正念减压疗法对冠心病PCI术后心理障碍患者生活质量的影响［J］．现代中医药，2021，41（1）：86-91．
[66] 陈蓓蓓，林瑞妍，李欢，等．中药封包联合耳穴压豆对PCI术后患者睡眠质量的影响［J］．国际护理学杂志，2018，37（15）：2154-2157．

[67] 常晓芳，贾冠华，桑文凤. 耳穴贴压应用于冠心病危险因素及并发症的研究进展[J]. 中国医药科学，2019，9（16）：42-46.
[68] 陈慧玲. 薄荷压籽对经皮冠状动脉介入术后气滞血瘀型心绞痛的疗效评价[D]. 南京：南京中医药大学，2021.
[69] 赵淑青. 中医情志护理对急性心肌梗死患者PCI术后负性情绪及服药依从性的影响[J]. 光明中医，2019，34（22）：3522-3525.
[70] 林琳. 中医五音疗法干预冠心病不稳定性心绞痛（气滞血瘀证）的临床研究[D]. 长春：长春中医药大学，2020.
[71] 钟金兰，覃福宽，陈燕娥. 中医情志护理与“双心护理”在冠心病介入术术后患者中的应用[J]. 护理实践与研究，2020，17（10）：144-146.
[72] 张彦君. 基于数据挖掘技术对中医胸痹心痛（冠心病心绞痛）药膳系统评价[D]. 哈尔滨：黑龙江省中医药科学院，2021.
[73] 寇洁，杨巧芳. 强化戒烟教育对青年冠心病患者PCI术后远期疗效的影响[J]. 护理学杂志，2015，30（11）：21-23.
[74] 王楚林，吴强，徐名伟，等. 戒烟依从性对急性心肌梗死患者PCI术后MACE及血清hs-CRP、Hcy表达的影响[J]. 广东医学，2014，35（2）：223-225.
[75] 王东风，王丽敏，于杰，等. 中医耳穴压豆法对160例吸烟者戒烟临床疗效观察[J]. 中国初级卫生保健，2021，35（6）：76-78.
[76] 乔舒昱. 中医戒烟的系统综述和meta分析及影响戒烟成功实施因素的定性访谈[D]. 北京：北京中医药大学，2021.
[77] 秦一冰，曲妮妮，郑忻，等. 中药戒烟巴布贴联合针刺治疗烟草依赖（痰瘀互结证）临床观察[J]. 中华中医药杂志，2020，35（11）：5868-5872.
[78] 刘谈雅（THANYALUK CHAROENKHAM）. 中药戒烟巴布贴干预烟草依赖（痰瘀互结证）临床疗效及安全性评价研究[D]. 沈阳：辽宁中医药大学，2019.
[79] 王显，胡大一. 急性冠脉综合征“络风内动”假说临床研究[J]. 中华中医药杂志，2008，23（3）：204-208.
[80] 世界中医药联合会心血管病专业委员会，中国中西医结合学会心血管病专业委员会，中华中医药学会介入心脏病学会，等. 冠状动脉血运重建术后心绞痛中西医结合诊疗指南[J]. 中国中西医结合杂志，2020，40（11）：1298-1307.
[81]《中成药治疗优势病种临床应用指南》标准化项目组. 中成药治疗冠心病临床应用指南（2020年）[J]. 中西医结合心脑血管病杂志，2021，19（9）：1409-1435.
[82] 中华中医药学会介入心脏病学专家委员会. 经皮冠状动脉介入治疗（PCI）术后胸痛中医诊疗专家共识[J]. 中医杂志，2014，55（13）：1167-1170.
[83] 中华中医药学会介入心脏病学专家委员会. 经皮冠状动脉介入治疗（PCI）手术前后抑郁和（或）焦虑中医诊疗专家共识[J]. 中医杂志，2015，56（4）：357-360.
[84] 杜廷海，牛琳琳，温鑫. 中医助您心脏康复（8ESC法）[M]. 郑州：河南科学技术出版社，2021：46-47.
[85] 承春霞，华知，杜廷海. 基于数字家庭健康管理的心脏康复8E管控模式探讨[J].

中医研究，2022，35（1）：4-8.
［86］中国中医药研究促进会中西医结合心血管病预防与康复专业委员会．中医外治技术在心脏康复中应用的专家建议［J］．中西医结合心脑血管病杂志，2017，15（1）：6.

执笔：杜廷海

审校：刘红旭　李　荣　徐　浩　邢文龙　鞠建庆　李秋忆

第十三章

冠心病合并其他疾病的管理

一、目前该领域的循证证据

（一）肾脏疾病

慢性肾脏病（CKD）是冠心病（CHD）的主要危险因素。随着肾功能不全的进展，患者心血管疾病的发生率及发生心脏事件后的死亡率均增加（图13-1）。我国数据显示，PCI术后1年内CKD患者的支架内再狭窄发生率高达20.1%，其中糖尿病、

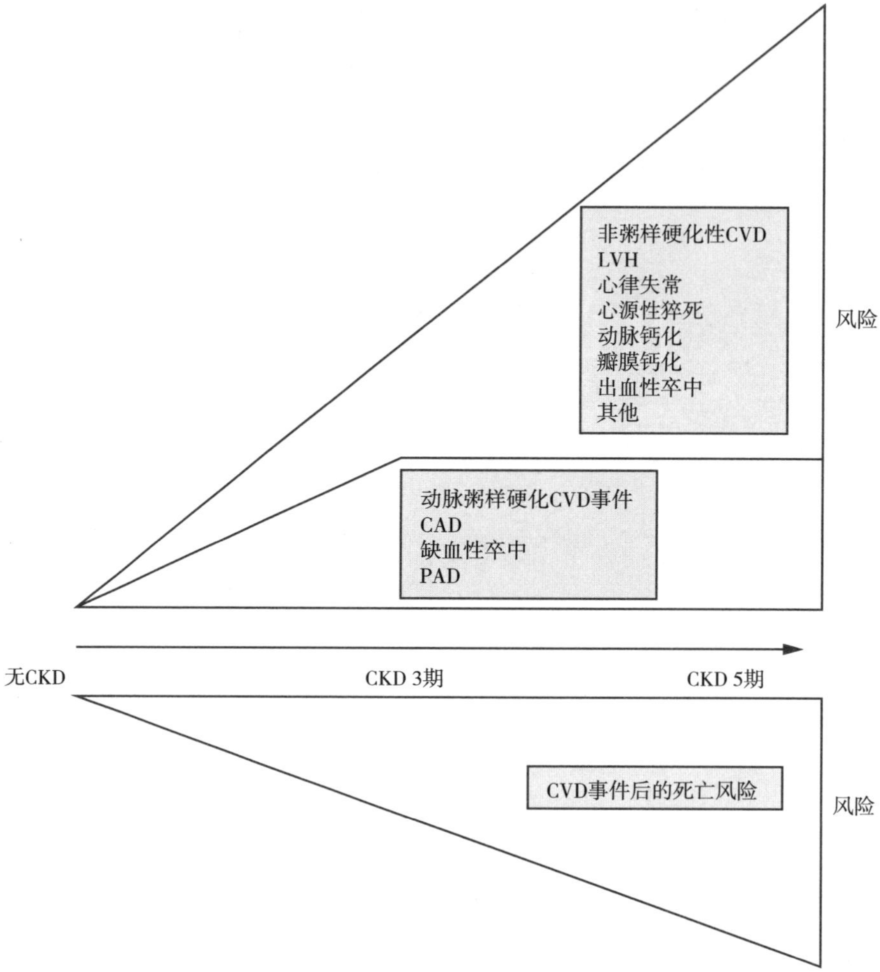

图13-1 CKD患者心血管相关风险与分期的相关性

注：CVD，心血管疾病；CKD，慢性肾脏病；PAD，外周动脉疾病；LVH，左心室肥厚；CAD，冠状动脉疾病。

心肌梗死家族史、高糖化血红蛋白、高尿酸是CKD患者发生支架内再狭窄的独立危险因素，积极采取措施（如控制血糖、尿酸等）可降低支架内再狭窄的发生。

由于合并多种疾病，CKD患者常口服多种药物控制相应危险因素，延缓疾病进展。部分药物可带来双重获益，达格列净（降糖药）可延缓心力衰竭患者的疾病进展，还可以降低CKD患者2型糖尿病的发生率，特别是CKD 2～4期患者更为获益。而部分药物在合并疾病间却存在冲突，非布司他（降尿酸药）可有效降低血尿酸水平，但有研究证实其可能增加心血管风险；β受体阻滞剂（心血管用药）有增加胰岛素抵抗及代谢紊乱的风险。合理选择药物，需以不同药物在合并疾病间的相互作用为基础，达到“1＋1≥2”的用药目标。

CKD患者PCI术后双联抗血小板治疗（DAPT）时间的临床数据尚有限，现有研究认为，在CKD患者中，接受短期（6个月）与长期（24个月）DAPT治疗的患者，在出血、血栓事件中并没有显著的区别。这提示并不会因为CKD影响DAPT时长，应根据患者的综合血栓/出血风险选择DAPT策略。如果合并房颤，选择新型口服抗凝药（NOAC）如利伐沙班等更为安全。

欧洲及全球肾移植指南均推荐在接受移植前进行彻底的心血管风险筛查，以避免移植过程中发生心血管事件。对于准备肾移植的终末期肾脏病患者，即使已经做过PCI或冠状动脉旁路移植，也要先完成心电图、运动负荷试验等相关筛查，结果均阴性才可纳入移植候选者名单。由于临床案例有限，关于肾移植相关的推荐尚无定论。

（二）肿瘤

1. 拟行肿瘤手术围手术期心血管疾病风险评估　随着医疗水平的提高，患者寿命的延长，同时合并肿瘤和心血管疾病的患者数量日益增加。合并心血管疾病的肿瘤患者拟行手术时，其心血管情况是否允许患者安全度过围手术期，是每例患者术前重要的评估内容。2022年欧洲心脏病学会（ESC）《非心脏手术的患者围手术期心血管评估指南》建议风险评估需包括外科手术危险分层及患者本身的危险分层。依据手术创伤、手术时长等方面，将外科手术分为风险低危、中危及高危。根据手术急迫性分为立即、急诊、限期、择期手术。若患者手术为需紧急手术，则优先以外科手术为主。若患者非急诊手术，则需根据患者年龄、手术危险分层和心血管疾病情况进行相应处置。若患者为不稳定心脏情况（如急性冠脉综合征、严重心律失常、急性心力衰竭失代偿、有症状的心脏瓣膜病和心肌梗死恢复期或梗死后心绞痛），则需多学科会诊共同商议。若患者不存在上述不稳定的心脏情况，则继续通过无创手段评估患者活动耐量，结合手术危险分层给予相应围手术期处理并择期手术。

2. 拟行肿瘤手术围手术期抗栓药物调整　围手术期抗栓药物的调整取决于手术本身出血风险及患者血栓风险的综合评估，根据不同的风险评估结果采取中断抗栓治疗或桥接治疗。

3. 肿瘤放疗、化疗、靶向治疗及免疫治疗的心血管损伤表现及处理　心血管疾病前期或具备心血管疾病危险因素患者抗癌治疗中心脏并发症风险更高，因此推荐癌症患者筛查心血管疾病危险因素。在应用心脏毒性药物时，如蒽环类药物、HER-2抑制剂、血管内皮生长因子通路抑制剂、免疫检查点抑制剂等药物，有必要监测相应标志物（如肌钙蛋白和B型脑钠肽）及超声心动图。根据患者不同的危险分层、是否出现临床心脏毒性给予相应的心脏保护药物（包括血管紧张素转换酶抑制剂、β受体阻滞剂、螺内酯等）。根据后续治疗和恢复情况决定是否可以继续应用抗肿瘤药物。根据心脏损伤分级，给予糖皮质激素、丙种球蛋白等治疗。放疗导致的心脏损伤常发生偏晚，可发生于放疗后数年，与放疗累积剂量有关。瓣膜受累多见，可导致瓣膜增厚、纤维化、挛缩、钙化。

（三）消化道出血

1. 急性冠脉综合征的抗血小板治疗与消化道保护　急性冠脉综合征发生后需强化抗栓治疗，通常需要阿司匹林联合一种P2Y12受体拮抗剂进行双联抗血小板治疗，高危急性冠脉综合征还需要加用低分子量肝素抗凝治疗。在急性冠脉综合征发生后，由于应激等因素，以及阿司匹林口服，患者往往面临潜在的应激性溃疡或非甾体抗炎药相关性溃疡，甚至消化道出血风险。因此，ESC发布的《ST段抬高型心肌梗死患者管理指南》建议对于口服双联抗血小板药物的急性ST段抬高型心肌梗死患者常规应用质子泵抑制剂（PPI）作为胃肠道保护，DAPT时胃肠道出血风险增加，尤其是有胃肠道溃疡/出血史、正在应用抗凝药治疗、长期服用非甾体抗炎药/糖皮质激素的患者，需应用PPI。存在2种或以上下列情况的患者也需给予PPI：年龄≥65岁、消化不良、胃食管反流病、幽门螺杆菌感染和长期饮酒。但既往有研究提示，PPI可能通过降低氯吡格雷的抗血小板作用而增加心血管风险，其机制涉及药代动力学、基因组学等，因此在急性冠脉综合征患者中应用PPI应选择不与（或较少与）氯吡格雷同时竞争细胞色素P450系统CYP2C19代谢的PPI，如泮托拉唑、雷贝拉唑或兰索拉唑，而尽量避免选择奥美拉唑或艾司奥美拉唑。

2. PCI术后出现消化道出血的处理策略　PCI术后服用双联抗血小板药物期间发生消化道出血的患者，应尽快明确出血原因并积极治疗原发病。权衡出血及支架内血栓风险决定是否停用抗血小板药物。轻度出血无须停用抗血小板药物；出血明显（血红蛋白下降超过30g/L或需要住院治疗，但未引起血流动力学紊乱）者可考虑停用阿司匹林；若出现危及生命的活动性出血，则停用所有抗血小板药物。服用替格瑞洛发生消化道出血者，建议停用替格瑞洛，如轻中度出血可考虑换为氯吡格雷，重度出血则需停用P2Y12受体拮抗剂，并在出血停止后换为氯吡格雷。

（四）甲状腺疾病

多种原因导致的甲状腺功能异常可直接影响心输出量，导致高/低排量型心力衰竭，还可继发多种代谢综合征，间接加重心血管疾病的进展，亚临床甲亢和甲减亦增加心血管疾病风险。中国人群中，游离三碘甲状腺原氨酸（FT_3）降低的患者造影剂肾病的风险升高，FT_3水平越低，急性冠脉综合征患者的危险分层越高。目前指南推荐对于65岁以下的甲减患者和65岁以上的甲亢患者，应根据个体心血管危险因素进行积极干预。

在PCI后的甲减患者中，充分激素替代治疗［表现为促甲状腺素（TSH）控制在0.3～5.0mU/ml］的患者比未治疗或治疗不充分的患者心脑血管不良事件的发生率都显著降低。因此，对于接受PCI的甲减患者应给予充分的激素替代治疗。有研究显示，PCI术后亚临床甲亢患者的预后与甲状腺功能正常者相似，但甲亢患者控制水平与预后的相关性尚缺乏经验，需进一步探索。

（五）认知功能疾病

在60岁以上人群中，冠心病和认知障碍（CI）的发病率分别为14.9%和5.2%，高血压、糖尿病等是二者的共同危险因素。心血管疾病继发的脑供血不足，可进一步加剧CI进展。在接受PCI的老龄（＞80岁）患者中，CI是心脏不良预后的独立危险因素。

现有临床研究结论认为，太极等有氧运动可增强体质，改善预后。但在改善CI

方面，联合饮食（摄入抗氧化剂维生素E等）、运动（步行等有氧运动）、认知训练等综合干预方案更为有效。值得注意的是，调查发现，与罹患CI伴侣共同生活的患者心脏事件发生率显著增高，而与多位家庭成员共同生活者风险降低，家庭支持对改善心脏预后尤为重要。

同时患有CHD及CI，两者可相互影响，加重病情。选择合理筛检方法可协助早期诊断与干预，改善患者生活质量。临床可及的量表主要包括简易精神状态检查量表（MMSE）、蒙特利尔认知评估量表（MoCA）、画钟测验（CDT）、韦氏成人智力测验（WAIS）、阿尔茨海默病认知评估量表（ADAS-Cog）、血管性痴呆评估量表（VADAS-Cog）、严重障碍量表（SIB）、记忆检查、语言能力检查、执行功能检查、视空间能力评估等。

目前的心脏支架大部分能接受MRI检查，但有些细节仍需注意：317不锈钢支架建议8周后做MRI；合金支架植入术后随时都可以做MRI，但要注意空间磁场梯度不大于720Gauss/cm；最大全身平均比吸收率为2.0W/kg或更低，扫描可持续15分钟；铂铬合金支架植入术后随时可以做MRI，但建议静态磁场强度3T或以下，最大全身平均比吸收率为2.0W/kg或更低，扫描可持续15分钟，静态磁场梯度＜14T/m。

二、本指南的专业建议

合并多种疾病的冠心病患者应在选择用药方案、干预措施、监测程度等方面根据患者实际器官功能状态综合考量，制订个体化措施并及时跟踪调整。尽量延缓疾病进展，延长预期寿命，终末期患者应予以支持治疗，改善生活质量。

（一）专业态度及行为准则

综合、全面考量患者基本情况，必要时联合心血管内科、肾内科、内分泌科等多学科会诊共同制订治疗方案。合理选择药物，充分结合不同药物在合并疾病间的相互作用。

根据患者生活习惯等个体差异，给予可执行的生活方式调整建议。

加强患者自我监测意识，积极宣教并给予自我监测建议。

（二）肾功能不全患者的自我监测及管理

积极明确肾功能不全的原发病因，如糖尿病肾病等，给予对因治疗。

指导患者每日监测尿量、食水量（不同食物含水量折算）、体重、血压。指导患者正确监测体重的时间及方法。指导患者正确测量血压的方法。患者可将上述参数记录在小程序中，可监测小程序生成的指标变化趋势及预警，指导按需就诊，同时随访时也可将上述监测参数反馈给医生协助调整治疗方案。

透析患者透析间期若体重增加3%则需积极限水，并将体重信息告知透析医生。对于肾病综合征合并水肿严重的患者，最好每日体重有所下降，控制在每日下降1～2kg为宜，但也避免体重下降过快。若短时间脱水过多，可能有血栓形成的风险。

肾功能不全患者若再次面对增强CT、冠状动脉造影及PCI时需向医生告知目前肾脏基础疾病状态，知晓造影剂肾病风险，按需水化，监测血肌酐。

定期抽血，监测血肌酐及电解质水平。

（三）甲状腺功能异常患者的自我监测及管理

甲减患者，充分激素替代治疗，控制TSH于正常范围内，定期监测FT_3，积极干预低T_3综合征。

甲状腺功能异常患者注意遵医嘱低碘饮食，监测心率、血压，抽血监测甲状腺功能，服用抗甲状腺药物的患者同时监测血常规及肝肾功能，可将上述参数记录在小程序中。

甲状腺功能异常患者有应用造影剂计划时需提前告知医生甲状腺基础疾病状态，术前完善甲状腺功能。

（四）认知功能疾病患者的自我监测及管理

可在小程序中定期评估MMSE量表，协助了解目前认知功能疾病状态。

在心力衰竭管理团队中设置专人指导，必要时进行神经内科专科会诊。

指导患者合理饮食：多摄入抗氧化剂（如维生素E等）；科学运动：步行等有氧运动及认知训练。可在小程序中设置饮食及运动提示或打卡，督促患者坚持完成。

向患者家属宣教家庭对于认知功能疾病患者的重要性。

三、专业建议如何落地和执行

1. 加强患者自我评估与监测　利用操作性、科学性强的电子或纸质量表指导患者进行规律地自我评估，根据评估结果选择进一步临床筛查或治疗措施。

2. 多学科综合管理　心脏团队应对患者多种合并症的病情、风险等进行充分评估，联合对应专科进行干预方案制订。

参考文献

[1] SARNAK M J，AMANN K，BANGALORE S，et al. Chronic kidney disease and coronary artery disease [J]. J Am Coll Cardiol，2019，74（14）：1823-1838.

[2] 吴皓宇，曹怿玮，祁杰，等. 冠心病合并轻中度慢性肾脏病患者PCI后支架内再狭窄的相关因素分析 [J]. 中国循证心血管医学杂志，2022，14（1）：62-65.

[3] SOLOMON S D，VADUGANATHAN M，CLAGGETT B L，et al. Baseline characteristics of patients with HF with mildly reduced and preserved ejection fraction：DELIVER trial [J]. JACC Heart Fail，2022，10（3）：184-197.

[4] ROSSING P，INZUCCHI S E，VART P，et al. Dapagliflozin and new-onset type 2 diabetes in patients with chronic kidney disease or heart failure：pooled analysis of the DAPA-CKD and DAPA-HF trials [J]. Lancet Diabetes Endocrinol，2022，10（1）：24-34.

[5] WHITE W B，SAAG K G，BECKER M A，et al. Cardiovascular safety of febuxostat or allopurinol in patients with gout [J]. N Engl J Med，2018，378（13）：1200-1210.

[6] CHEN Y T，CHEN H T，HSU C Y，et al. Dual antiplatelet therapy and clinical outcomes after coronary drug-eluting stent implantation in patients on hemodialysis [J]. Clin J Am Soc Nephrol，2017，12（2）：262-271.

[7] GARGIULO G，SANTUCCI A，PICCOLO R，et al. Impact of chronic kidney disease on 2-year clinical outcomes in patients treated with 6-month or 24-month DAPT duration：an analysis from the PRODIGY trial [J]. Catheter Cardiovasc Interv，2017，90（4）：E73-E84.

[8] LEE K H，OU S M，CHU Y C，et al. Antithrombotic therapy for chronic kidney disease patients with concomitant atrial fibrillation and coronary artery disease [J]. Front Cardiovasc Med，2021，8：751359.

[9] CHADBAN S J，AHN C，AXELROD D A，et al. KDIGO Clinical Practice Guideline on the evaluation and management of candidates for kidney transplantation [J]. Transplantation，2020，104（4 Suppl 1）：S11-S103.

[10] ABRAMOWICZ D，COCHAT P，CLAAS F H J，et al. European Renal Best Practice Guideline on kidney donor and recipient evaluation and perioperative care [J]. Nephrol Dial Transplant，2015，30（11）：1790-1797.

[11] CAO D，CHANDIRAMANI R，CAPODANNO D，et al. Non-cardiac surgery in patients with coronary artery disease：risk evaluation and periprocedural management [J].

Nat Rev Cardiol，2021，18（1）：37-57.
[12] HALVORSEN S，MEHILLI J，CASSESE S，et al. 2022 ESC Guidelines on cardiovascular assessment and management of patients undergoing non-cardiac surgery [J]. Eur Heart J，2022，43（39）：3826-3924.
[13] CURIGLIANO G，LENIHAN D，FRADLEY M，et al. Management of cardiac disease in cancer patients throughout oncological treatment：ESMO consensus recommendations [J]. Ann Oncol，2020，31（2）：171-190.
[14] ROFFI M，PATRONO C，COLLET J P，et al. 2015 ESC Guidelines for the management of acute coronary syndromes in patients presenting without persistent ST-segment elevation：Task Force for the Management of Acute Coronary Syndromes in Patients Presenting without Persistent ST-Segment Elevation of the European Society of Cardiology（ESC）[J]. Eur Heart J，2016，37（3）：267-315.
[15] IBANEZ B，JAMES S，AGEWALL S，et al. 2017 ESC Guidelines for the management of acute myocardial infarction in patients presenting with ST-segment elevation：The Task Force for the management of acute myocardial infarction in patients presenting with ST-segment elevation of the European Society of Cardiology（ESC）[J]. Eur Heart J，2018，39（2）：119-177.
[16] 中华医学会心血管病学分会，中华心血管病杂志编辑委员会. 非ST段抬高型急性冠状动脉综合征诊断和治疗指南（2016）[J]. 中华心血管病杂志，2017，45（5）：359-376.
[17] 王一佳，于雪. 质子泵抑制剂在急性冠状动脉综合征患者中应用的争议与共识 [J]. 中国心血管杂志，2022，27（1）：71-74.
[18] CORONA G，CROCE L，SPARANO C，et al. Thyroid and heart，a clinically relevant relationship [J]. J Endocrinol Invest，2021，44（12）：2535-2544.
[19] KALRA S，AGGARWAL S，KHANDELWAL D. Thyroid dysfunction and dysmetabolic syndrome：the need for enhanced thyrovigilance strategies [J]. Int J Endocrinol，2021，2021：9641846.
[20] ROSÁRIO P W S，CALSOLARI M R. Subclinical hypothyroidism with TSH > 7mIU/ml and ≤ 10mIU/ml and coronary artery disease [J]. Horm Metab Res，2020，52（2）：85-88.
[21] MANOLIS A A，MANOLIS T A，MELITA H，et al. Subclinical thyroid dysfunction and cardiovascular consequences：an alarming wake-up call? [J]. Trends Cardiovasc Med，2020，30（2）：57-69.
[22] LIN C，LIN K，GUO Y，et al. Low free triiodothyronine is associated with contrast-induced acute kidney injury and long-term outcome in elderly patients who underwent percutaneous coronary intervention [J]. Anatol J Cardiol，2019，21（2）：60-67.
[23] LI H，LI C，BAI Y，et al. Correlation between serum free triiodothyronine levels and

risk stratification in Chinese patients with acute coronary syndrome receiving percutaneous coronary intervention [J]. J Int Med Res, 2020, 48 (9): 300060520957180.

[24] PEARCE S H, BRABANT G, DUNTAS L H, et al. 2013 ETA Guideline: management of subclinical hypothyroidism [J]. Eur Thyroid J, 2013, 2 (4): 215-228.

[25] ROSS D S, BURCH H B, COOPER D S, et al. 2016 American Thyroid Association Guidelines for Diagnosis and Management of Hyperthyroidism and Other Causes of Thyrotoxicosis [J]. Thyroid, 2016, 26 (10): 1343-1421.

[26] BIONDI B, BARTALENA L, COOPER D S, et al. The 2015 European Thyroid Association Guidelines on Diagnosis and Treatment of Endogenous Subclinical Hyperthyroidism [J]. Eur Thyroid J, 2015, 4 (3): 149-163.

[27] ZHANG M, SARA J D, MATSUZAWA Y, et al. Clinical outcomes of patients with hypothyroidism undergoing percutaneous coronary intervention [J]. Eur Heart J, 2016, 37 (26): 2055-2065.

[28] YANG J, ZHENG Y, LI C, et al. The impact of subclinical hyperthyroidism on cardiovascular prognosis in patients undergoing percutaneous coronary intervention [J]. J Clin Endocrinol Metab, 2022, 107 (4): 986-997.

[29] BENJAMIN E J, BLAHA M J, CHIUVE S E, et al. Heart Disease and Stroke Statistics-2017 update: a report from the American Heart Association [J]. Circulation, 2017, 135 (10): e146-e603.

[30] TOMIOKA T, TAKAHASHI R, IKUMI Y, et al. Influence of cognitive impairment on cardiac mortality after percutaneous coronary intervention in very elderly patients: a retrospective observational study [J]. J Geriatr Cardiol, 2019, 16 (10): 733-740.

[31] BRASURE M, DESAI P, DAVILA H, et al. Physical activity interventions in preventing cognitive decline and Alzheimer-type dementia: a systematic review [J]. Ann Int Med, 2018, 168 (1): 30-38.

[32] 简易智能精神状态检查量表(MMSE)[EB/OL]. (2022-05-21). http://doctor-network.com/Public/LittleTools/308.html.

[33] NASREDDINE Z S, PHILLIPS N A, BÉDIRIAN V, et al. The Montreal Cognitive Assessment, MoCA: a brief screening tool for mild cognitive impairment [J]. J Am Geriatr Soc, 2005, 53 (4): 695-699.

执笔：王　岚　聂文畅

审校：刘　健

缩略语表

缩略语	英文全称	中文
ACCORD	Action to Control Cardiovascular Risk in Diabetes	控制糖尿病心血管风险行动
ACEI	angiotensin converting enzyme inhibitor	血管紧张素转换酶抑制剂
ACS	acute coronary syndrome	急性冠脉综合征
ADAS-Cog	Alzheimer disease assessment scale-cognitive	阿尔茨海默病认知评估量表
AI	artificial intelligence	人工智能
AHA	American Heart Association	美国心脏协会
AHI	apnea-hypopnea index	呼吸暂停低通气指数
ALT	alanine aminotransferase	丙氨酸氨基转移酶
AMI	acute myocardial infarction	急性心肌梗死
AOCA	anomalous origin of coronary artery	冠状动脉起源异常
APAP	automatic positive airway pressure	全自动气道正压通气
ARB	angiotensin Ⅱ receptor blocker	血管紧张素Ⅱ受体阻滞剂
ARNI	angiotensin receptor-neprilysin inhibitor	血管紧张素受体 neprilysin 抑制剂
ASCVD	atherosclerotic cardiovascular disease	动脉粥样硬化性心血管疾病
AST	aspartate aminotransferase	天冬氨酸氨基转移酶
AT	anaerobic threshold	无氧阈
BIA	bioelectrical impedance analysis	生物电阻抗法
BMI	body mass index	体重指数
BMS	bare metal stent	金属裸支架
BiPAP	bilevel positive airway pressure	双水平气道正压通气

续 表

缩略语	英文全称	中文
BRS	bioresorbable vascular scaffold	生物可吸收支架
BZDs	benzodiazepines	苯二氮䓬类药物
CABG	coronary artery bypass grafting	冠状动脉旁路移植术
CAD	coronary artery disease	冠状动脉疾病
CAG	coronary angiography	冠状动脉造影
CBT	cognitive behavior therapy	认知行为疗法
CCS	chronic coronary syndrome	慢性冠脉综合征
CCB	calcium channel blocker	钙通道阻滞剂
CDT	clock drawing test	画钟测验
CCTA	coronary CT angiography	冠状动脉CT血管造影
CGM	continuous glucose monitoring	持续葡萄糖监测
CHD	coronary heart disease	冠心病
CI	cognitive impairment	认知障碍
CIED	cardiovascular implantable electronic device	心血管植入型电子器械
CKD	chronic kidney disease	慢性肾脏病
CMR	cardiac magnetic resonance	心脏磁共振
CPAP	continuous positive airway pressure	持续气道正压通气
CTA	CT angiography	冠状动脉CT血管造影
CTO	Chronic Total Occlusion	慢性完全性闭塞病变
CVD	cardiovascular disease	心血管疾病

续 表

缩略语	英文全称	中文
CVOT	cardio vascular outcomes trial	心血管结局试验
DAPT	dual antiplatelet therapy	双联抗血小板治疗
DASH	Dietary Approaches to Stop Hypertension	高血压防治计划
DASI	Duke activity status index	杜克活动状态指数
DBP	diastolic blood pressure	舒张压
DCB	drug coated balloon	药物涂层球囊
DCCT	Diabetes Control and Complications Trial	糖尿病控制与并发症试验
DES	drug eluting stent	药物洗脱支架
DKA	diabetic ketoacidosis	糖尿病酮症酸中毒
DXA	dualenergy X-ray absorptiometry	双能X线吸收测定法
ECG	electrocardiogram	心电图
ESC	European Society of Cardiology	欧洲心脏病学会
ESS	Epworth sleepiness scale	爱泼沃斯嗜睡量表
FFR	fractional flow reserve	血流储备分数
fT_3	free triiodothyronine	游离三碘甲状腺原氨酸
FTND	Fagerstorm test for nicotine dependence	法氏尼古丁依赖评估量表
GAD-2	generalized anxiety disorder	广泛性焦虑问卷2项
GLIM	Global Leadership Initiative on Malnutrition	全球营养不良领导倡议
GLP-1RA	glucagon-like peptide-1 receptor agonist	胰高血糖素样肽-1受体激动剂
HbA1c	glycosylated hemoglobin	糖化血红蛋白

续 表

缩略语	英文全称	中文
HDL-C	high density lipoprotein cholesterol	高密度脂蛋白胆固醇
ICD	implantable cardioverter defibrillator	植入型心律转复除颤器
INOCA	ischemia and no obstructive coronary artery disease	缺血伴非阻塞性冠状动脉疾病
INR	international normalized ratio	国际标准化比值
IPAQ	international physical activity questionnaire	国际体力活动量表
ISI	insomnia severity index	失眠严重指数
ISR	in stent restenosis	支架内再狭窄
IVUS	intravenous ultrasound	血管内超声
LDL	low density lipoprotein	低密度脂蛋白
LDL-C	low density lipoprotein cholesterol	低密度脂蛋白胆固醇
LVEF	left ventricular ejection fraction	左心室射血分数
LVH	left ventricular hypertrophy	左心室肥厚
MACE	major adverse cardiovascular event	主要不良心血管事件
MB	myocardial bridging	心肌桥
MBSR	mindfulness-based stress reduction	正念减压疗法
MCT	medium-chain triglyceride	中链甘油三酯
METs	metabolic equivalents	代谢当量
MLTPAQ	Minnesota leisure time physical activity questionnaire	明尼苏达休闲时间活动问卷
MMSE	mini-mental state examination	简易精神状态检查量表
MRA	mineralocorticoidreceptor	盐皮质激素受体拮抗剂

续 表

缩略语	英文全称	中文
MoCA	Montreal cognitive assessment	蒙特利尔认知评估量表
MRI	magnetic resonance imaging	磁共振成像
MSI	musculoskeletal injury	肌肉骨骼损伤
NA	negative afectivity	负性情感
nBZDs	non-benzodiazepines	非苯二氮䓬类药物
NOAC	novel oral anticoagulant	新型口服抗凝药
NRT	nicotine replacement therapy	尼古丁替代疗法
NSAIDs	nonsteroidal antiinflammatory drugs	非甾体抗炎药
NSVT	nonsustained ventricular tachycardia	非持续性室性心动过速
NT-proBNP	N-terminal pro-brain natriuretic peptide	N末端脑利尿钠肽前体
NYHA	New York Heart Association	纽约心脏协会
OAC	oral anticoagulant	口服抗凝药
OCT	optical coherence tomography	光学相干断层扫描
OSA	obstructive sleep apnea	阻塞性睡眠呼吸暂停
OSAHS	obstructive sleep apnea-hypopnea syndrome	阻塞性睡眠呼吸暂停低通气综合征
PA	physical activity	体力活动
PAD	peripheral artery disease	外周动脉病
PAP	positive airway pressure	气道正压通气
PCI	percutaneous coronary intervention	经皮冠状动脉介入治疗
PET	positron emission tomography	正电子发射体层成像

续　表

缩略语	英文全称	中文
PHQ-2	patient health questionnaire-2	患者健康问卷-2项
PNEI	psycho-neuro-endocrine-immunology	心理－神经－免疫－内分泌
PPI	proton pump inhibitor	质子泵抑制剂
PSG	polysomnography	多导睡眠监测
PSQI	Pittsburgh sleep quality index	匹兹堡睡眠质量指数
QFR	quantitative flow ratio	定量血流分数
RCT	randomized controlled trial	随机对照试验
REM	rapid eye movement	快速眼动
RPE	rating of perceived exertion	主观用力程度分级
SBP	systolic blood pressure	收缩压
SCAD	stable coronary artery disease	稳定性冠心病
SGLT-2i	sodium-dependent glucose transporters 2 inhibitor	钠－葡萄糖共转运蛋白2抑制剂
SI	social inhibition	社交抑制
SIB	severe impairment battery	严重障碍量表
SMBG	self-monitoring of blood glucose	自我血糖监测
SPECT	singlephoton emission computed tomography	单光子发射计算机断层成像
ST	stent thrombosis	支架内血栓
STEMI	ST segment elevation myocardial infarction	ST段抬高型心肌梗死
TABP	type A behavior pattern	A型行为模式
TABPQ	type A behavior pattern questionnaire	A型行为模式问卷

续 表

缩略语	英文全称	中文
T2DM	type 2 diabetes mellitus	2型糖尿病
TG	triglyceride	甘油三酯
TSH	thyroid stimulating hormone	促甲状腺素
UKPDS	United Kingdom Prospective Diabetes Study	英国前瞻性糖尿病研究
VADAS-Cog	vascular dementia assessment scale-cog	血管性痴呆评估量表
VEGF	vascular endothelial growth factor	血管内皮生长因子
VKA	vitamin K antagonist	维生素K拮抗剂
WAIS	Wechsler adult intelligence scale	韦氏成人智力测验
WHF	World Heart Federation	世界心脏联盟
WHO	World Health Organization	世界卫生组织
6MWT	6 minutes walk test	6分钟步行试验